心理咨询师成长之路

韦志中◎著

XINLI ZIXUNSHI

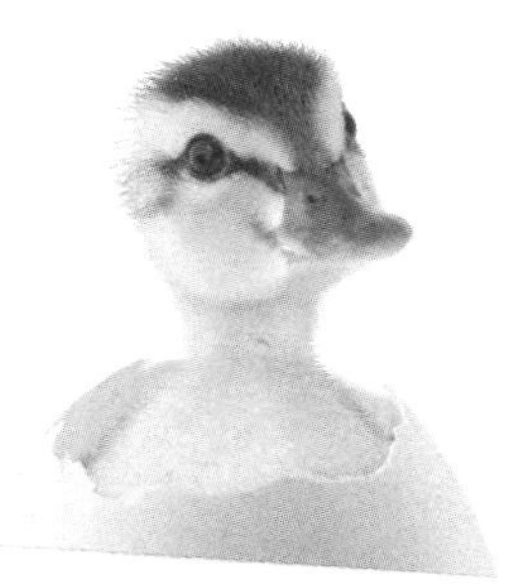

CHENGZHANG

ZHILU

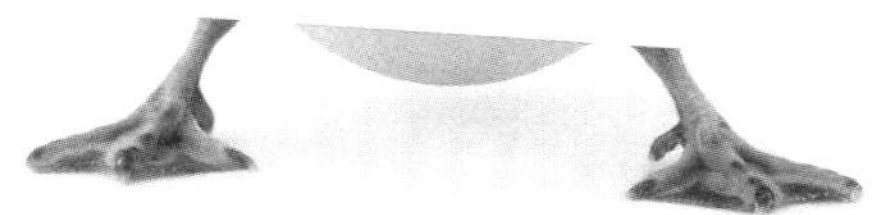

台海出版社

图书在版编目（CIP）数据

心理咨询师成长之路 / 韦志中著 . -- 北京：台海出版社，2019.7

ISBN 978-7-5168-2392-7

Ⅰ . ①心… Ⅱ . ①韦… Ⅲ . ①心理咨询—咨询服务 Ⅳ . ① R395.6

中国版本图书馆 CIP 数据核字（2019）第 133749 号

心理咨询师成长之路

著　　者：韦志中

责任编辑：赵旭雯　　装帧设计：张合涛
责任印制：蔡　旭

出版发行：台海出版社
地　　址：北京市东城区景山东街 20 号　邮政编码：100009
电　　话：010 — 64041652（发行，邮购）
传　　真：010 — 84045799（总编室）
网　　址：www.taimeng.org.cn/thcbs/default.htm
E - mail：thcbs@126.com

经　　销：全国各地新华书店
印　　刷：玉田县昊达印刷有限公司
本书如有破损、缺页、装订错误，请与本社联系调换

开　　本：880 毫米 ×1230 毫米　1/32
字　　数：260 千字　　印　　张：10.5
版　　次：2019 年 9 月第 1 版　　印　　次：2019 年 9 月第 1 次印刷
书　　号：ISBN 978-7-5168-2392-7

定　　价：68.00 元

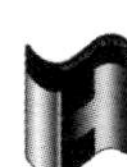

目录

前篇

心理成长的规律——术、道、德 / 002
心理成长的方向——九阳心功 / 014
心理成长的误区——舍近求远 / 022
心理技术的三位一体——豆子、豆浆、豆浆机 / 028
心理咨询师的“助”字诀 / 036
心理咨询师的“搞”字诀 / 041
心理咨询师的“泡”字诀 / 045
心理咨询师的“做”字诀 / 049

学篇
人永远是要学习的

学习有用论 PK 学习无用论 / 056
门外汉 PK 科班生 / 062
这么多机构，怎么选择 / 067
解梦是算命吗 / 072
旁人的误解让我伤心 / 079
本土化与西方思想，如何取舍 / 084
儒释道三家，思想大汇聚 / 089
我要体验，也要督导 / 096
老师与朋辈，你们在哪里 / 101
心理学好书 / 107

做篇
行动才能成功

新咨询师如何产生第一个来访者 / 114
第一次咨询，好紧张 / 119
万一解决不了来访者的问题怎么办 / 124
我该怎么收费 / 129
来访者的流失 / 135
知识技能不够用 / 140
长期咨询与短期咨询 / 145
媒体合作 / 149
机构与个人发展 / 155
个体咨询转向团体咨询——我的第一次转身 / 159
咨询转向教育——我的第二次转身 / 166
教育转向服务——我的第三次转身 / 171

研篇
凡事总需研究，才会明白

学院派和江湖派，都是科学派 / 176
定量研究 PK 定性研究 / 180
我的研究成果 / 186
新思想不断碰撞 / 191
持久的行动力 / 197

教篇
教是最好的学

学习金字塔 / 204
从学到教 / 210
一个爱分享的人 / 216
万事开头难 / 222

体验式团体教育 / 227
教师素质与能力 / 234
我讲了很多课 / 239

写篇
作品是心灵的升华

我的写作历程 / 246
我的第一本书 / 251
此时此刻写下来 / 256
生命中的贵人 / 261
用自己的风格 / 267
软文多写，硬广告少打 / 272

心理资本
幸福的生活

好心容易办坏事 / 278
咨询中的平等关系 / 284
咨询中的逞能心理 / 288
不做反而更好 / 293
如何克服自卑观 / 298
要有士的精神 / 304
走钢丝式的个人成长 / 309
人是第一技术 / 314
责任的三个层次 / 319
幸福 = 快乐 + 意义 / 324

前篇

心理成长的规律——术、道、德

心理咨询师有没有共性的心理成长之路呢？我想应该是有的。心理咨询师需要经历术、道、德三个阶段。

术

作为一名心理咨询师，我们首先要掌握具体的方法与技术。

刚开始进入心理咨询行业时，大家最在意的就是技术。彼此见面，交谈最多的也是这个话题。如“你学的是哪个流派”“你会什么方法”“这种技术好不好用”等。

在讨论的同时，大家也在暗暗比较，如果知道某种技术很好，自己恰好又不会，就会生出自卑的心理；当然如果知道对方会的技术不如自己多时，又会生出自豪感。

这个阶段，我们的喜怒哀乐完全被技术主导了。

技术掌握是有层次之分的

虽然有些咨询师掌握很多咨询技术，但是他能不能了解技术背后的原理，能不能运用自如，这就不得而知了。

在我看来，技术掌握分为三个层次。只是知道掌握技术的使用要领、操作指南，属于最低层次；能够知晓原理，属于中间层次；如果能够运用自如，灵活变化，这才属于最高层次。这三个层次就是技术层面的知其一，知其二，又知其三。

现在很多咨询师只是在第一层面上打转，今天学习了一个技术，明天又学习了一个技术，从来不深挖背后的原理，更谈不上灵活运用。所以为了让大家更好地深挖原理和灵活运用，我们把陈述的重点放在这两个方面。

深挖原理

在深挖原理方面，孔子是一个鲜明的代言人。相传孔子向师襄子学习弹琴，学习一首乐曲一段时间后，师襄子对孔子说："你已学会了这首琴曲，可以进一步学点别的了。"孔子回答说："我还没有学到它弹奏的技巧啊。"

孔子又练习一段时间后，很快学会了技巧。于是，师襄子便对孔子说："你现在已经学会技巧了，可以学点别的了。"孔子回答说："可我还没有了解曲子表达的意趣啊。"

孔子又继续专心练习一段时间，了解了曲子的意趣。此时，师襄子又对孔子说："你已经了解了它的意趣，现在可以进一步再学点别的了。"但孔子依然想继续深入，回答说："我还不知道它歌颂的是谁啊。"

于是，孔子专心致志，每天弹奏，用心领会曲中歌颂的人物。过了一段时间，有一天，孔子若有所思，静静地站在一个高处，向着远方眺望说："我已经知道它歌颂的是谁了，他肤色黝黑，身材修长，有着广阔的胸襟，长远的目光，他眼光辽阔，囊括四方。若不是周文王，谁能如此啊！"

师襄子听了，十分惊讶，立刻离开座席，来到孔子面前，两手交叉于胸前，充满敬意地说："君子，真是无所不通的圣人啊，此曲的名字便是《文王操》。"

孔子不单单局限于掌握曲调，弹奏技巧、曲子意趣、曲中歌颂的人物都领会得一清二楚，这真是做到了极致。

同样地，在技术的具体操作过程中，如果我们能懂得其背后的原理，那才算得上真正学会了这个技术。

在积极品质训练技术中，有一个“热板凳”技术。具体操作是这样的：体验者坐在中间的板凳上，周围人围成一个圆圈，轮流走到体验者面前夸奖他。这个操作过程是很容易的，网校的学员也很喜欢运用这个技术，但是部分学员并不一定懂得背后的原理。如果再深挖这个技术为什么是积极品质训练技术，相信知道的学员就更少了。

那我就在这里做一下阐述。“热板凳”技术依据的是积极心理学理念。我们都渴望被人看见、被人认同，从而对自我产生满意感。这种满意感的提升又进一步强化了自己的一些积极品质。

比如在技术操作过程中，周围人都夸奖体验者“很真诚”，真诚就是一个积极品质。体验者听到这种夸奖，就会产生满意感，这种满意感又会进一步促进和强化他真诚的品质。

所以这个技术最终的目的就是让体验者能够确认自己的积极品质，能够强化自己的积极品质。这也是“热板凳”属于积极品质训练技术的原因所在。

另外，深挖原理还有一个好处，我们会懂得一些技术背后的原理是相通的。我们不需要今天学习“耍猴子”，明天学习“耍猩猩”，后天又学习“耍狒狒”。

就拿沙盘疗法与催眠疗法来说吧。沙盘疗法属于心理分析的治疗方法，主要是通过潜意识内容外化，探索人们的内心世界。而催眠疗法呢，也是运用心理分析，通过心理暗示和来访者的潜意识进行沟通。

所以，这两种疗法是相通的，属于“近亲”。咨询师真的没必要学习沙盘疗法后再学习催眠疗法。

但是现在很多心理咨询师陷入一个误区，他们只是一股脑儿地学习技术操作，却不深挖原理。对于他们来说，“耍猴子”是一种技术，“耍猩猩”是另一种技术，“耍狒狒”又是一种技术。

心理咨询师要想走得更长远，就需要有钻研的精神，就需要懂得背后的原理。但是现在有些人却忽视了这一点。

灵活运用

灵活运用是技术掌握的第三层面，这让我想到了老汉粘蝉的典故。

故事是这样的：孔子看见一个驼背老人正用竿子粘蝉，速度贼快，一粘一个准，仿佛那蝉不是在高树上够着的，而是在地上捡的一样。孔子很有兴趣，就问老人：“先生真是厉害啊！这里面有什么门道吗？”老人就回答：“当然有了，我先在竹竿上叠起两个丸子进行练习，如果这俩丸子不会坠落，那我失手的情况就很少；如果我叠起三个丸子练习，丸子不坠落的话，失手的情况十次不会超过一次了；叠起五个丸子而不坠落，就会像在地面上拾取一样容易。当我在粘蝉的时候笔直地站着，举竿的时候也不摇晃，心里什么都不想，眼里只有树上的蝉，肯定就一粘一个准了！”

老汉这话是什么意思呢？就是他已经完全掌握了粘蝉需要用的技术与手段，粘蝉需要“稳”，老汉就用竹竿顶丸子练习稳；粘蝉需要“专”，老汉的目光就死死地盯着蝉，身体也不左右摇晃；粘蝉需要“快”，老汉的“稳”和“专”自然就成就了快。

所以，懂得原理之后，老汉的练习自然成就了他的粘蝉手艺。

心理咨询师学习技术也一样。懂得原理之后，就要不停地应用，不停地优化。在应用和优化的过程中，慢慢地你就会发现，原来现有的技术也不是那么完美无缺，技术的创造也不是那么高深与困难，我也可以创造技术。

这方面我是深有体会的。2007 年我去参加全国心理技术应用学术论坛，结识了杨鑫辉教授。杨教授非常重视心理学的应用，他在现代心理技术学的重建方面做出了很大贡献。我通过杨教授得知，虽然现在应用心理学很流行，其骨子里流淌的仍是心理技术学的血液，只是现在大家都关注应用，把技术淡化了而已。这就引发了我的一个思考：心理咨询作为应用心理学的一个分支，那背后依托的也应该是心理技术学知识。

从那之后，我就站在心理技术学的角度来看待心理咨询。我不再学习别人创造的心理技术，而是开始自己创造技术。当然这并不是我不知轻重，要一人独大。实际上现在流行的技术，如海灵格的家庭序列排列、莫雷诺的心理剧、萨提亚的家庭雕塑法、卡尔夫的沙盘疗法，问世时间最长者也不过一百年。整个心理技术领域，目前还仅仅处于创作阶段。而未来心理学的普及与应用，大多是要依靠技术作为宣传手段的。

技术是心理学产业壮大的根基

其实现在心理学行业存在一个问题，就是“理论派”和“实践派”之争。“理论派”认为“实践派”过于务实，“实践派”认为“理论派”实操性差。

我们心里都清楚，没有“理论派”的研究支撑，“实践派”哪懂得操作？没有“实践派”的问题反馈，哪有“理论派”的进一步钻研？可双方的当事人为什么会存在这样的误解呢？就是少了一个起连接作用的桥梁。这个桥梁不是别的，就是技术。

不管是“理论派”还是“实践派”，心理技术学都没有受到重视。“理论派”只想搞理论研究，“实践派”只想怎么帮助别人，于是技术学就成了盲区。

今天的心理学社会服务没有迈进大众，没有走向产业化，就是少了技术的依托。大家都各玩各的，不在乎技术，不注重技术研发，怎么能让心理学壮大？这就好比有种豆子的人，有想喝豆浆的人，但是中间没有豆浆机的打磨，这些豆子是卖不出去的，人们是喝不上豆浆的。

也许有人会问：“我也在专心学技术，为何没有什么变化呢？”这里我就要反驳一句了：“你钻研的技术都是从国外引进过来的，不是我们本土化的技术。”国内的心理学行业要想壮大，就需要本土化的心理技术。但是就目前我接触的人群来说，很多人都是在“吃老本”，没有进行本土化的技术创新。

道

咨询师经历了“术”的三个阶段后，就开始进入“道”这个更高层次的磨炼了。

在《道德经》中，“道”是指宇宙万物发生发展的规律。而在心理咨询行业，“道”主要表达的是人类心理活动的规律。

马克思主义理论告诉我们，正确认识事物，需要经历两个阶段：感性认识和理性认识。感性认识是对事物现象的认识，是认识的低级阶段；理性认识是对事物本质的认识，是认识的高级阶段。但理性认识依赖于感性认识，没有感性认识，就不会产生理性认识。

在心理咨询行业，咨询师想要“得道”，即掌握人类心理活动的规律，就需要从感性认识上升到理性认识。具体来说，咨询师就需要积累经验，慢慢把经验上升为理论。

积累经验只是开始

对于积累经验，大家的想法会不一样。一些人是出于赚钱的目的，被迫去积累经验；另外一些人认为只有积累经验，才能获得长远的发展，此时的积累经验是主动的。

不管你是出于什么目的来积累经验，时间和金钱的投入都是不能缺少的。虽然是老生常谈，可很多心理咨询师的症结就在这，所以这个话题避不开。

就拿时间来说吧，有些初学者总羡慕那些知名的咨询师，并时不时地拿他们和自己做比较。如垂涎人家的高收入，哀叹自己的苦、难、穷，但人家背后付出的努力他却熟视无睹。人家工作到半夜，他看不到；人家天南地北地学习，他看不到；人家没有休息日，他也看不到。正如冰心所言：“成功的花， 人们只惊羡她现时的明艳！ 然而当初她的芽儿， 浸透了奋斗的泪泉， 洒遍了牺牲的血雨。”所以，收获和付出是成正比的。

积累经验不仅需要时间投入，还需要金钱投入。有些毕业生到实习单位工作，是没有工资的，甚至还会交钱给实习单位，为什么会这样呢？因为单位给你提供了一个学习的平台，一个实践的平台，你需要给单位提供金钱支持。心理咨询师也是一样，你学习需要花钱，请专家督导也需要花钱。

很多的咨询师都愿意把金钱投入学习中，可一听说要请专家督导，就立马不干了。为什么呢？因为督导是要评价咨询过程，而很多新手在咨询过程中会存在很多问题，一般情况下，督导师看到问题，就会当面指正，有些人就会误以为督导师故意“找我的碴儿”，面子上挂不住，就有点讳疾忌医了。所以在积累经验的过程中，还要克服心态问题。咨询师要有一颗谦虚的心，要勇于接受来自专家的批评和指正，不能凡事都由着自己的性子。

不过积累经验还只是开始，咨询师要想“得道”，还需要把经验转化为理论，即把感性认识转化为理性认识。

理论总结才是王道

有些咨询师做了很多年咨询，经验也积累了很多，可在专业上还是没有一点儿提升，这是为什么呢？因为他没有把自己的经验和心理学的科学体系连接起来。

一旦心理咨询师能把经验同理论结合，就会发现自己引以为傲的经验其实并不值得一提，因为很多经验都是无用的，甚至是错误的，有用的经验可能仅占三分之一。咨询师必须经历这个阶段，否则就会陷入唯经验论，偏离科学体系。

心理咨询师的“师”代表什么？就是你有一套科学专业的理论来引导咨询。所以，咨询师的经验积累到一定阶段，就需要以科学体系为参照来进行整理。如果经验整理后，还能以通过论文或者讲座形式与同行进行交流，这就表明更加进步了。

比如说一个咨询师做了100个抑郁症案例，每一个案例都有非常科学细致的记录，记录的过程中对于存在疑惑的地方，他能够真诚地把疑问提出，并聘请同行来进行督导，这个过程就是经验总结、理论上升的过程。

感性认识如果没有上升到理性认识是不准确的，经验如果没有上升到理论同样是不准确的。即使有些咨询师做了很多年的咨询，如果他没有进行经验总结，没有进行理论提升，同样也不会有多大成就。

有些咨询师可能对科学知识存在误解，认为自己不搞学术研究，也不评教授职称，那些理论知识学不会，也看不懂，就好好把自己的“术”运用好就行了。这种“不思进取”的态度会导致有些专家教授对心理咨询师有误解，觉得心理咨询师没有理论支撑，凭借在某个培训班上了几节技术课，就大门敞开接待来访者了，以这种急功近利之心实在无法成为一名专业的心理咨询师。

的确，没有理论的支撑，心理咨询师就如同盲人摸象，只见局部，不见整体。心理咨询要想让更多的专家及大众接受，就需要好好沉淀一下自己，把那些无用的、错误的经验过滤掉，把实用的、准确的经验进行升华，进而纳入科学体系中。这样咨询行业才能进行长远的发展，我们的咨询之路才能越走越宽。

德

当咨询师已经到达“道”的阶段时，下一步需要追求的就是“德”的提高。“德”不仅仅指道德层面，它的范围更广。

很多咨询师的技术都掌握得差不多，比如都用了三年的时间做了100个案例，都有理论，发表了几篇论文，也做了相关的总结，可是为什么你还是没有人家好呢？区别在哪里呢？这个时候“你是谁”比“你会什么方法”更重要。

一开始，咨询师会比较谁做得多，会比谁能把一个实践或技术做得更深入，到最后，比的就是“你是谁”，即你的气场、人格、价值观，以及你的“德”。

“你是谁”比“你会什么”要重要

我常常说一句话，“‘你是谁’比‘你会什么’更重要”。比如大家都熟悉的共情技术，人本主义心理学家罗杰斯在做当事人中心疗法的时候，来访者说他在生活中遇见很多困难，罗杰斯说：“我知道你一定走了很远的路，在人生中遇见了很多困难，但是你一直没有放弃。尽管你寻找突破的路并不是那么平坦，但是你内心想要成为更好的人，可能过程不顺利，但今天你到我这里来，希望我与你一起解决这样的困扰。”当他说完这句话，来访者感动得泪流满面。大家一听会觉得这是多好的共情技术啊！但是如果是一个初学者，或者是没有罗杰斯那样的人格的人说出这样一句话，也许来访者就会感觉很突兀。

那么这两者之间的区别是什么呢？不是共情技术的区别，而是罗杰斯与新手咨询师人格的区别。罗杰斯的人格透出来的温度是 35 度，他能让人感觉如沐春风，能让来访者感受到一种力量，一股正能量涌现在来访者心间，并且产生了共情，咨询师理解我；而新手咨询师的人格透出来的温度就比较低，可能只有 15 度，让来访者感受不到这样的温暖。这就是两者之间的“德”不同。

心理品格的发展

你身上最优秀的是哪个品质，真诚、善良、勇敢、慈悲、诚实、谦让、仁慈还是创新等？你最喜欢自己身上哪一个品质？心理品格就是一个人的心理健康水平，也是每个人的基本心理水平的发展程度。

每个人身上都有自己的气质与品质。一个人的心理品质、心理品格就是一个人的心理资本，是一个人的“德”。

心理咨询中，是否需要“德”呢？我想这个问题的答案不言而喻，肯定是需要的。随着社会发展的日益复杂，“德”将更加重要。掌握同样的技术，研究类似的心理学方向，有着同等时间的咨询经验，但咨询师之间还是有不同。这就体现在“德”的层面上，心理品德的高低让咨询师之间产生差距。

社会品德的构建

很多人会认为，我只是一个心理咨询师，用自己掌握的技术帮助来访者走出困境，不需要非常高的道德水平。

这样的想法是对的吗？一个人的道德水平高，善良就跃居心间。善良是人的一种心理资本。社会品德、道德水平的高低决定了一个心理咨询师、心理学教育工作者的生存基础与发展高度。

在选择心理志愿者的时候，我们都会考评他的同情心与他的伦理观。孔子曰：“不学礼，无以立。”2004 年，我在广州心理志愿者协会选心理热线辅导员的时候，都会问他们关于伦理的问题。比如：一个带着小孩靠卖淫和贩毒为生的人来找你做咨询，当你了解这个人的情况后，你的第一感觉是什么？用一个词来进行表达。有人说“可怜”，有人说“同情”，有人说“可悲”，有人说“可恨”，有人说“损人利己”，每个人的回答就代表了他的价值观。一个咨询师要与自己的来访者相匹配，这种匹配，不仅是技术上的匹配，还有人品价值观上的匹配。在上面的案例中，当你的内心突然有一种同情心的时候，你与来访者的问题是匹配的，在相处的时候你不会轻视她。

作为一名心理学工作者，我认为要有一种“侠士”精神。这需要一种大无畏的担当与使命感，这是一种德行，也是一种社会品德。这种品德的构建需要每个人的努力。

自然之德

培养一个心理学家，不如发现一个；发现一个，不如天生一个。心理咨询师也是如此。人人都可以做心理咨询师，但是优秀的咨询师本身的天分很重要。

所谓的天生本身就具有一种创造性。自然品德是在与大自然的科学、社会、文、史、哲等的互动过程中，有自己出其不意、特立独行的表现，有自己独特的与别人不同的认知。这种人的创造性是不可复制的。

品德的发展分三个层次。第一个是心理健康水平，即心理品格；第二个是社会品格，即狭义道德；第三个是限制我们高度的自然品格，所有的大师都是自然品格很厉害的人。

当两个人“术”与“道”的层面差不多的时候，关键的差别就体现在“德”上面了。刚开始进入心理咨询行业时，咨询师会热衷于“术”，掌握更多的技术来为自己的发展保驾护航，在“术”的层次达到一定水平后就往“道”的方面进行发展。通常在这个过程中，“德”一直贯穿其中，却没有重点发展。

目前学习心理学的成长路线一般就是“术”“道”“德”。如果你想成为一名真正的心理学工作者，成为一名大师，成为一个优秀的心理咨询师，这个路线一定是“德”“道”“术”。

心理成长的方向——九阳心功

从古至今，每一个精英都有自己的心理成长方法。佛陀的“觉悟”，老子“道法自然”的“道”，庄子的“逍遥、自由”，孟子的“浩然正气”，孔子的“仁、义、礼、智、信”……每个人都有自己的一套方法，练就自己的“九阳心功”，培育积极的心态。

九阳心功的前身

根据正史记载，中国文化中最早练功的人是大禹。“人心惟危，道心惟微，惟精惟一，允执厥中。”这16个字就是大禹心理成长所遵循的规律，也是儒学乃至中国传统文化著名的“十六字心传”。

孟子提出“良知良能”，即“人之所不学而能者，其良能也；所不虑而知者，其良知也”。人的道德知识与道德能力是天生的，不是从后天的学习思考中得来的。

阳明心学主张“心即理，致良知，知行合一”。心就是理，心外无物。“致良知”的根本目的是找到心灵深处人性的源泉“善良之本”。“天理”就在每个人的心中，要求人们“知行合一”，通过提高自己内心的修养与知识水平，去除自己的私欲与杂念，从而达到社会的和谐运行，即所谓的“致良知”。将道德伦理融入人们日常生活中去，以良知代替私欲，就可以破除“心里贼”。

九阳心功的正知、正念、正行

“九阳心功”是从“九阳神功”这个武侠概念而来。九阳神功是

《九阳真经》中多种学术理论体系中的武学体系，出自金庸小说《倚天屠龙记》。在金庸的小说《神雕侠侣》结尾处，由少林派觉远大师说明这是夹在《楞伽经》中由达摩祖师亲手书写的一部经书。

九阳心功的脉络与网校走的路线一致，培养人的正知、正念、正行，让人们成为心理更健康的人。

在网校中，每一次的讨论、做作业、参加地面同学会都是在培养正知。不是说我教你知识，你记住知识这就是正知。学到的知识自己有所领悟、认识与思考，最后沉淀为自己的东西这才是正知。没有思考的知道不是正知。人们进行独立思考，形成自己的价值观这才是正知。

在心理咨询中，如果你是九阳心功派的，你会告诉他：你今天来找我，这本身就是很积极的。我相信在你心里面是不会放弃自己的。你还是在努力，你希望自己可以做得更好，你这样想非常棒。他会问："老师，我可以吗？"你会回答："你一定可以的，只要你心里相信你行，你就一定行的。"这种方式就是在给来访者内心种下正念，为他内心的正念擦去灰尘，把它擦拭干净。

在网校学习中，有一门课程是"生命中的贵人"。给自己生命中的贵人写一封信，感恩拜访他，这就是一种正行。在感恩拜访中，你的内心会涌现一股感激之情，一种温暖，用积极情绪促成积极行为。积极行为让我们更好地生活，让我们的内心感觉到幸福。

练内功，不假外求

九阳神功与"佛""道""儒"相参，刚柔并济。练就九阳神功后，普通拳脚也能产生绝大的攻击力；防御力无可匹敌，自动护体功能反弹外力攻击，成就金刚不坏之躯。习功者轻功身法胜过世上所有的轻功高手。此功更是疗伤圣法，百毒不侵，专门攻克所有的寒性和阴性内力。

金庸小说中的武功基本上都涉及阴阳，九阳神功是《九阳真经》里的武功，在一阴一阳的调和中达到高级境界。关于九阳心功，心理学中，积极心理学的人本主义都算是九阳心功背景下的心理学，大禹、孟子、王阳明等人代表的就是"阳"学的实践家。九阳心功练成，人格健全，比任何技术更实用。

在金庸小说中，九阳神功练成之后，内力与万物融为一体，能力增长速度奇快，无穷无尽，不假外求。那些没有修炼九阳心功的人需要借助外部力量来让自己成长。比如，他需要外部的鼓励，你跟他说可以，他就去做，他在你这边获取了力量。

练过九阳心功的人是一个有正能量的人，有着浩然正气。他不用向外求证，内心坚信自己行。网校的同事都很信任我，他们坚定地相信我们走的路是对的，我们做的事情是善的。他们好比练就了九阳心功的前几重，能坚定自己的信念，不用外力助推，始终相信自己做的事情是对的。

在咨询中，练就九阳心功，就能共情当事人，完全接纳他们。很多咨询师学习了各种技术，比如绘画疗法、催眠、心理剧、家庭排列、沙盘、意象对话、焦点疗法等，但如果自身内功不够的话，在使用技术时会出现不能驾驭的状态。唯有好好修炼九阳心功的内功，给自己打好基础，才能融会贯通那些技术，在使用时更显威力。

九阳心功就是一股正气

九阳心功，是基于儒家思想中的"致良知"、道家思想中的"自然观"和禅宗体系中的"见性学说"综合而成的一套心理成长和心理养生心学体系。结合人本主义心理学以人为本的人文关怀思想及积极心理学技术，实现心理修复和正念提升的一整套“心学模型”。

练就九阳心功，培养自己的一股正气。我在办网校、管理网校的过程中，一直注重培养学员的正气、正能量，把邪气全都消灭。有人问我：“韦老师，你的眼睛里怎么揉不进一点沙子呢？一点小事就把别人批一顿。”我内心知道那并不是小事，那是人们心中的邪念。那种邪念不断发酵会让你练成“九阴白骨爪”“移魂大法”“寒冰掌”“摧心掌”等。

例如在夫妻冷战问题中，冷战中的第一招就是“摧心掌”。这里的“摧心掌”不是指夫妻双方不说话，而是做出一些动作，说出一些话语让对方心里受不了，专门揭伤疤，让人伤心、痛心、寒心。例如夫妻吵架，老公当着老婆的面，对儿子说：“儿子，你以后千万不能跟你妈妈学。你妈妈小的时候被你的外公外婆抛弃了，你想想你妈妈是什么样的人。”这是他老婆最不愿意被别人揭的伤疤。这对老婆来说就是心理创伤，但是老公却在伤疤上撒盐，把这件事告诉儿子。这就是“摧心掌”，一掌下去把人的心都伤透了。

“移魂大法”，让对方的心思围绕着你，当你走了，他的魂也跟着走了。比如处于热恋的男女朋友闹矛盾，女方“玩失踪”。因为对方在意她，心里依恋她，女方知道男方的这个痛点，就故意不让他找到，让他知道自己的重要性。在亲密关系中，人经常会做出这样的事情，吸引注意力。

“九阴白骨爪”，完全控制你，让你没有自我。他会用各种各样的方法来控制。歇斯底里是一种控制，对你好到极致是一种控制，用你的孩子要挟你也是一种控制，指责你也是一种控制。

练就九阳心功就是要对付这些邪念。它的特点是坦荡荡，直接撕开面具，不来阴的。它就是一股正气。

修炼九阳心功对抗邪气

九阳心功继承了人本主义心理学和积极心理学主要的思想体系，以“正知、正念、正行”为核心目标，习练者一改传统心理学的问题模式思维与技术套路，紧紧围绕着“人性向善、生命向上”的核心内涵。

我给大家讲一个苏东坡的故事。苏东坡与佛印禅师隔江而居，但关系很好。某天，苏东坡在家中自觉参禅境界有所提升，于是洋洋自得地写下：“稽首天中天，毫光照大千，八风吹不动，端坐紫金莲。”并遣书童送往佛印禅师处显摆，禅师看完后，宛然一笑，写下两字，嘱咐书童带回。苏东坡本料想佛印会给他诸多赞美，打开回信一看，只见“放屁”两字。他立即乘船过江前往佛印禅师处，找他理论。禅师笑道，你不是已经“八风吹不到”了吗，怎么“一屁过江来”了呢？

所谓八风就是利、衰、毁、誉、称、讥、苦、乐世间八法。不管一个人是顺境还是逆境，不管别人称赞他还是诽谤他，他都能安然不动，泰然处之，这才是真正的境界。

人不能淡定还是成长得不够。现在社会中有很多这种人，不经事的时候每一个都是成长大师、心理学大师，经过一些事情就发现自己还是缺少一些东西。很多人为了不在别人面前露怯，怕自己表现不好而选择逃避，不敢去说话，不敢去做事，不敢去表达，不敢去开展工作，保护自己，把自己放在舒适区里面。每个人都有自己的一套防御系统，不轻易暴露自己的问题。

当九阳心功练到一定程度时，你就会有神功护体。当你接待来访者或做心理学志愿者时，遇见些“邪气”，不仅不会被伤到，还敢于上前去制止，敢于迎难而上。当你发现有不公平的事情，有人遭受伤害，你敢于冲到前面去，在之前你可能是不敢的。

一个人练就九阳心功，就不需要向外求来满足自己的心理需要，如同打开正能量之心泉，源源不断地为他人与社会输出爱的力量，享受助人的快乐与自由自在的潇洒。

运用九阳心功应对哀伤

在“心丝带心理学志愿者培训”中，我提出运用九阳心功来应对哀伤。人们感到哀伤就是不良的心理动力在起作用。我们应对哀伤就要叫停不良的动力，让哀伤停止前进的脚步，在哀伤者内心植入正念，教会他们练习简单的九阳心功的招式，让他们知道、体验到、悟到、用到、做到。

该九阳心功属于哀伤治疗模型，以中国本土文化作为思想指导，按照哀伤科学发展阶段，运用积极心理学技术，分为 3 个阶段 9 个方向，配合若干种干预技术完成。第一阶段是“羌管悠悠霜满地”，即九阳心功的第一式“自我同情”、第二式“叫停感染”、第三式“植入正念”。第二阶段是“月亮走，我也走”，即九阳心功第四式“向内反省”、第五式“提升知觉”、第六式“抱团取暖”。第三阶段是“冬至入九一阳生”，即九阳心功第七式“感恩拜访”、第八式“感恩帮助”、第九式“智者无忧”。

在不同的阶段，九阳心功的招式也不同，运用不同的干预技术。例如在第二阶段的第四式“向内反省”中，可以借助一定的仪式来表达自己内心的想法与感受，既可以采取书信，也可以采取口头的方式来表达。“抱团取暖”让人们知道自己的支持性小组，获得自己的社会支持系统。

培育积极心态

练就九阳心功就是在培育积极心态。积极心态指的是积极的心理状态或态度，是个体对自身、他人或者事物的积极、正向、稳定的心理倾向，它是一种良性的、建设性的心理准备状态。有积极心态的人随时可以面对外部的困难，一个拥有正知、正念、正行的人能很好地面对人生中的风雨。

我查找过与积极心态相关的研究，发现 80% ～ 90% 的文章都是研究小学生、中学生以及大学生的积极心态的文章，关于社会积极心态的研究少之又少。社会的积极心态的学术理论体系并不完整，相关的干预也没有。

在党的十九大的报告中提到，加强社会心理服务体系建设，培育自尊自信、理性平和、积极向上的社会心态。从历史经验与社会学的角度出发，一个国家经济发展进入人均 GDP 3000 美元的阶段，既是经济加快发展的黄金时期，也是各矛盾的凸显时期，很容易遭遇“成长中的烦恼”。中国目前正面临着这种烦恼，因此培育整个社会的积极心态显得尤为重要。

在国民心态方面，出现整体消极化、负向化的倾向。在面对他人与社会时，不少民众近乎自动化地表现出“受害者”心态，总感觉自己是互动过程中的受损方。整个社会普遍弥散着“信任危机”防御心理，逾七成受访者自感为“弱势群体”。

目前社会在不断发展，人们的生活水平在不断提高，吃穿用都变好了，交通更加便利，心态却在朝不好的方向发展。发现与培养民众积极心理品质是促进国民积极心态形成的关键。培养国民积极心态主要分三步走：第一步是思想观念和心理体验的改变，第二步是深入开展积极心理健康教育，第三步是在宏观的层面上构建积极心理社会支持系统，形成稳定的积极心理环境。

积极的国民心态的研究方法包括：传统方法与现代技术相结合，定性研究与定量研究相结合，理论思辩与数据分析相结合，规模普测与个案研究相结合。我最近在调查网校学员的学习心态与学习动机，将网校学员学习前后的表格进行对比，了解网校学习对学员心态的影响。

在网校管理过程中，我非常重视网校学员的心理体验。当学员的心理体验变好，他就会慢慢地改变。在网校的学习中，我们开展积极心理健康教育。很多人自己成长了，会潜移默化地影响身边的人，他们的家庭等社会关系也有很大的变化。积极的心态让人们不断地成长。

心理成长的误区——舍近求远

面对成长，我们会踩到很多雷区。在成长路上，我们会走进一些误区，很多时候我们自己都没有发现。关于心理成长我们总是舍近求远。比如不关注自己，而关注他人；重经验轻理论，过于重视技术而忽视成长；向往远方而丢了生活；执着于个体而没有注意团体；关注问题，而没有关注积极方面。这些误区在成长中经常上演。

自己与他人

我们在对待自我与他人的问题时经常会走进误区。比如我们问，你为什么要学习心理学呀？有些人说学习心理学就是为了搞定自己的儿子或者老公。有的人说学习心理学是为了掌握一种方法去帮助别人。有的人说学习心理学是为了让自己的内心更加坚硬，让自己的防御能力更强。

我们到底是为了什么而学习心理学呢？我们是为了自己，而不是为了他人。你所学习的理论、方法、技术与思路是正确的，但是，如果你是为了改变别人而去学习，那么你的学习方向就出现了偏差。

有一次，我到一个地方上课，遇到这样一件事情。我在宾馆接到一个电话，他问："你是韦志中吗？"我回答："是。"他说："我要跟你好好谈谈，过过招。"我一听来者不善啊。后来才发现原来对方爱人在网校学习，学完之后比之前更加嚣张，动不动就说"这是韦志中说的”，还有视频为证，他就想着要找韦志中聊聊。后来，我知道其实是他爱人在学习的方向上偏离了，她学习心理学是为了改造自己的老公。

从爱情心理学的角度，你为了别人改变自己可能会有好的结果，但是你为了自己的幸福去改造别人，结果大多数不如意。之前有一个爱情心理学的漫画，讲的是一个女孩子出来提着包，老公马上就把包抢过来自己拿着；一说要上厕所，老公立马把灯给打开；买到的冰激凌老公会让女孩吃第一口……看到第五条的时候我发现自己一条都没有做到，看到第九条的时候发现，前面做到的人都分手了。为什么呢？因为你没有自我了。如果学习心理学是为了改造他人而放弃自我，想控制别人，这种学习方向就是不正确的。

作为一名心理咨询师，让我们问问自己的内心，我为什么要来学习心理学？为什么要成为一名心理学工作者？我最根本的心理动机是什么？在这当中我想获得的是什么东西？

越来越多的心理学工作者开始思考和理解，在从事心理服务的过程中，我们到底是帮自己在先，还是帮人在先。一开始，我们也许都打着帮助别人的旗号。我在从事心理学工作十几年之后的今天才开始明白，我在最开始时其实是打着帮助别人的旗号去帮助自己的。说得更具体些，可能是通过帮助别人去治疗我自己。这可能也是许多心理学工作者曾经走过的一段路。

人的成长不是一蹴而就的。总是在别人身上找毛病，想着让别人去改变，用这种舍近求远的方式是成长不起来的。人要在自己身上找毛病，而不是在他人身上去找；别人是远的，不可控的，而自己是近的，可控的。

经验与结论

《庄子》中有一句话："吾生也有涯，而知也无涯。"学习是不会停止的。我们从生下来开始就在学习，积累经验，进行实践，提高自己的能力。人生每天都在学习中度过。

目前我经常接触到不同的人，经常开会，也时常感叹：光阴几十年，于指尖悄然溜走。我从少年出来闯荡，到现在在广州定居，这几十年的时间感觉真的很快。人生是有限的，我们不能浪费时间，要将自己学习的东西弄懂。我们要把握这样的时光，认真地学习知识，钻研自己感兴趣的领域。

心理学是一门科学，有一套自己的体系。前人做出了自己的研究，现在人们站在前人的基础上继续探索。在带学生的时候我主张他们把最近几年的优秀论文打印出来。比如要做青少年的注意力训练，就把关于青少年的注意力训练研究的论文看一看，了解最前沿的研究知识。牛顿曾说过，"如果说我比别人看得更远些，那是因为我站在巨人的肩膀上"。根据前人研究的内容来发现自己要研究的内容会事半功倍。

有时候人们做事容易想当然，认为自己都是正确的。人要根据科学体系去做事情，不要陷在自己的经验里面。面对不同的事物，有经验是好事，但是有时候会束缚发展判断。只依靠自己的经验不去思考，不探索问题的对错，就会缺少一种纠错的能力。

科学体系里的内容是需要人们去发展的。随着时代的发展，以前的一些内容已不适用，我们要遵照科学体系里的理论，多看书，多查找相关的资料，多用科学的方法。我在去年的一个关于婚姻家庭论坛的报告中提到一个研究。夫妻双方都不进行建设性沟通与夫妻中只有一方进行沟通，对夫妻关系的效果是一样的。一方进行积极沟通的积极层面在于个人成长，他不是为了改变别人而去积极沟通，而是为了自己的发展。

成长与技术

成长中，我们将自己更多的精力放在了技术上，很少放在成长上。我们会花很多时间去参加培训班的学习，掌握各种心理学的技术，但是却不愿意花时间去参加成长小组，找老师做个人督导。我们认为技术是看得到经济回报的，而体验是看不到的。其实个人成长体验与督导很重要，你自己成长好了，你的技术在使用中更显魅力。

像温州模式的产业，并不是所有的东西都做，它只做一个，并做到最好，就成功了。目前心理学做产业、做社会应用也是同样的模式。关于心理学社会应用产业化的思路方法是我很感兴趣的心理学研究的点。比如顾海根老师是心理测量的专家，我们可以购买老师在学校做的德育量表关于学生道德品质的量表成果，请顾老师担任这个学术研究的直接顾问和总监，我来做这个研究推广。

针对全中国的中小学生的道德量表和应急干预课程的方案，我们进行设计，编写成书，这就是将研究内容转化成成果，进行市场推广。我们可以与学校合作，学校派几名老师来进行培训学习，学习完成后在当地学校建立心理档案，学校给老师与学生进行一次相应的培训。

我们不需要在技术上花费太多功夫，而应该把精力放在个人成长上。在心理学这门学科中，你会什么技术，社会需要什么知识，你把自己会的做好，你的技术发挥会最大化。限制你的不是你会的，也不是你会的不够，而是你没把自己会的发挥出来。

我们把中心弄颠倒了，把技术放在重要位置，而忽视了成长。成长是第一位的，人只有成长了才能更好地学习技术。

生活与远方

有一句话之前很火：“世界那么大，我想去看看！”这句话掀起了人们追求远方的情怀。我们向往远方，觉得自己现在的生活重复、乏味。我们都想去往远方，但却没有把自己现在的生活过好。

我们渴望自由的人生，渴望追求内心的宁静，总认为去远方就能得到想要的事物，一心扑向远方，而忽视了现在的生活。

马斯洛的需求层次理论中提到人的需求分为生理需求、安全需求、爱和归属的需求、尊重的需求、自我实现的需求。人的需求由低级向高级不断发展。

人在成长中追求远方，追求自我实现的需要，有时候生理需求都没有得到满足，便过快地追求高层次的需求，就可能得不偿失。生活的需求没有得到满足，在生活之外追求远方，远方与生活可能都不美好。

我们应该在生活层面找这些东西，在自己的生活中去寻找，而不是在生活之外。

个体与团体

在第八届全国心理学家大会上， 我做过一次报告。我第一句话问大家：“在座的有从业比 10 年更长的心理学家吗？”为什么在心理咨询行业超过 10 年的心理学家比较少呢？因为大家的方向错了。很多人就很疑惑，心理学的方向有什么错的？很多咨询师去做个体咨询，但没有做团体咨询。很多人做个体咨询都等不到个案，一些人在团体中讲课获得经济来源与收入。个案不是那么简单就能去做的，人们对个体心理咨询有一定的误解，对心理咨询认识不够就造成这样的状况。

我国有十几亿人口，如果进行心理健康服务，需要以团体形式进行教育。第七届团体心理咨询论坛，主题就是团体心理取决于社会服务，团体心理辅导对于社会服务心理学体系的用处。在社会服务体系里面，团体心理辅导在学校、社区、企业等地方都可以进行使用。

我们网校采取的就是互联网体验式团体的教学，网校的几千名学生就是一个大团体。我是团体导师，教务主任就是助理导师。每一个团体学习者，都可以在网校学技术然后在社会上开展团体，进行服务。

问题与积极

人们习惯于从问题出发，总是盯着别人的问题。在日常生活中不要总是对别人进行分析，不要觉得你比别人懂得多。你想要成长就要去行动。比如别人来找我做咨询，可能他之前已经找人咨询过，我就问他发生了什么事情，他说完之后我们就一起努力寻找解决问题的办法。看看我们能一起做些什么，让这件事情不会朝向恶的方向发展，而是朝向好的积极方向发展。我与来访者一起寻找好的方法来解决，接下来就是积极行动了。在积极行动中产生积极情绪、积极品质，这个问题就会朝着一个健康方向发展。现在的咨询方向发生了一些改变，不再是以前的问题模式，更看重是否用积极的方式来看待。

现代人都很看重时间，不喜欢拖得很久，想快点解决问题。在心理咨询中很多新的方法就出现了。比如后现代的短期焦点疗法，它是以问题解决为导向的疗法。强调正向积极面与解决问题的方向，认为小改变成就大改变，每个人都是解决自己的问题的专家。

成长不要舍近求远，要用心经营好自己的环境，珍惜当下，好好利用身边的资源，寻找我们心灵的阳光。

心理技术的三位一体——豆子、豆浆、豆浆机

研究心理学基础理论的心理学家好比是种豆子的人。运用心理学理论开发心理学技术，并且利用这些技术去为他人服务的心理学工作者是卖豆浆的。因为心理学而受益就好比是喝了营养丰富的豆浆。我们怎么从一个喝豆浆的人，慢慢地通过努力学习，认真地实践和总结，深入研究，升级为一个种豆子的人呢？

故事由来

有一次我在成都讲课，有一个学员问我一个问题："韦老师你走了之后，我跟谁去学习心理学？"

听他那个意思，好像有些分离焦虑。我就说："成都也有很多好的心理学老师，你可以跟他们继续进行学习。"

他说："韦老师，这些老师的课我听过，但是听不懂。"

我说："你觉得这些老师不够专业吗？"

他说："很专业，可是我没办法听进去，我学不了。"

我就说："那你有没有想过，为什么你学不了？"

他不知道如何作答，没话了。

我说："咱们一起来研究一下吧。好比说，你去这个老师家里做客，这些老师都是大学问家，他们会把家里边最好的东西拿出来给你吃。"

对于老师来说，他最好的东西是什么呢？我们把它比喻成豆子，

他把豆子炒熟了，然后端上来给你吃，结果你却吃不了，望豆兴叹，为什么呢？因为你没有“长牙”。老师的这个豆子，就相当于他深厚的理论功底，他自己研究了很久，把心理学里面最好的东西拿出来给你。但是你吃不了，你连咀嚼它的能力都没有，更别说消化了。没有能力把心理学科学的原理和知识转换成你能够吸收的营养，你没有站在技术学的视角就难以理解这些理论，这个豆子你就吃不下去。所以你只能去学人家已经转换好的东西，你只能喝豆浆。

这样的喝豆浆的学习者，还只是一个初级的学习者。你到处去喝豆浆，你说喝豆浆的营养高呢，还是吃豆子的营养高？一把豆子就能做几杯豆浆。你喝几杯豆浆，也许还赶不上一把豆子的营养。

真正把自己最好的豆子，即最好的理论拿出来的这些专家老师，你却学不了。所以问题不在他们，而在于你，你不会学。你没有那个能力去吃这些豆子。

种豆子很重要

心理学的理论家是不做豆子加工的，他们是种豆子的人。你不能因为你现在吃不了豆子，就否定种豆子的人。种豆子的人很厉害，人家是原材料生产，是基础理论研究。心理技术就是应用他们研究的理论创造出来的。

技术应用就是豆浆、豆腐这个层面。应用研究就是豆浆机的生产，以及加工豆浆的环节。没有豆子的生产，哪能产生豆浆机，更不会有豆浆可喝了。

心理学的基础理论研究是原材料，没有这些原材料，也就难以有这些心理学的技术。正是在这些理论研究基础的指导下，才能创造那么多心理学技术。心理学技术产生出来，人们进行运用，在运用过程中进行研究，也就是生产豆浆机，对豆子进行加工，最后豆浆生产出来，人们都去买豆浆喝，即在社会上进行应用实践。

正是有了豆子这种原材料，才有了豆浆机，最后才产生出豆浆。然而目前很多心理学习者只知其一，不知其二其三，很多人就是在别人那里买豆浆喝，哪里豆浆好喝就去哪里买，即跟着别人学技术，然后把别人的技术再去教给别人。这些人掌握了很多技术，但是自己不会创造技术，不会生产，就好比不会自己制造豆浆，对豆浆进行加工，更不用提种豆子了。

现在我们很多学习者，有点轻视种豆子的人。其实，没有种豆子的人，就相当于没有农民，没有农民你还吃什么？

喝豆浆要不要花钱

你吃不了豆子，喝豆浆也没有问题。你可以参加各种工作坊、小培训班，学习一些小技巧。但是有一些人一听说参加培训要收钱就不来了，平时只参加那些免费的培训活动。

这是为什么呢？

人的时光是有限的，时间是不等人的。你要根据自己的需要在自己经济可承受的范围内进行选择。比如你现在因为工作需要参加一个幼儿园的家长会，有三种课程：一个是免费的，没有实用性；一个价格高昂，内容丰富；一个价格适中，符合你工作的需要，在自己经济能承担的范围内。你会选择哪一个呢？

有些人现在已经形成了这样的思维模式，先考虑要不要钱的问题，这样永远实现不了你的目标。有些课对你没有用，它就是不要钱，但这样的课程往往浪费你的时间，还影响你的认知。

普遍来讲，真的是一分价钱一分货。你去上一个几百块钱的课程和一个不要钱的工作坊，你就知道哪个豆浆是不同的。同样是卖豆浆的店，五毛钱一杯和一块钱一杯是不一样的。现磨豆浆是三块钱一杯，你非要图便宜去喝那个五毛钱一杯的。你知道那个五毛钱一杯的怎么来的吗？他没有豆浆机，他不会生产豆浆，他跑去人家那里弄了一桶豆浆，拿回来再加一桶水就变成两桶了，然后开个三轮车跑去卖豆浆。你觉得占便宜了，其实你永远都在吃亏。

相同的课程，如果是卖一万甚至上万块钱，收获可能更大，当然这不是完全绝对，也有可能是心理因素在起作用。付出的钱多，就想收获得多，而且相信的程度也高。

喝什么样的豆浆更好

豆浆有各种各样的，我们需要喝什么样的豆浆呢？

在录课的过程中，我发现很多人会想，要是录课的地点距离自己家近一点就好了。但是参加录课的学员大多数是距离远的同学及时到场，准时参加课程学习，反而那些距离近的学员经常缺席或者迟到。他们有很多理由不能及时参加课程录制。这是为什么呢？按常理说，不是越近的越能早点到吗？他们距离近了，但是他们的心没到。那些距离远的学员早早地进行规划，把身边的事情安排好，全身心地投入学习中，从他离家开始这一路上就已经在学习了，他在行动，在思考。风景在旅途中，成长在过程中，改变已在不知不觉中。面对学习，大家不同的选择就已经在不知不觉地影响自己。

在心理学学习中，那些不能吃豆子的人，不想着去搞技术的研究，缺少思考能力与判断能力。有些人一听到说有免费的豆浆，想都不想就跑去喝了，也没有想想这豆浆是否适合自己，能不能喝，会不会对身体有坏处。豆浆也是有不同价位、不同水平的营养的，要看自己想要什么样的，选择最适合自己的才是最好的。

做一个磨豆浆的人

2007 年，我认识了杨鑫辉教授，他给了我一本心理技术方面的书。我没有马上读，两三年后在一次出差的路上，我把这个书看了一大半，感触颇深，于是立即拨通杨老师的电话，迫不及待跟他讲了豆子、豆浆的故事，用来比喻心理技术方面的思考。

我说："杨老师你看我这样理解心理技术怎么样？"

他说："你太会比喻了，这个形容很好。你是怎么想的？"

我说："杨老师你不就是种豆子的人吗？咱们技术学不就是豆浆机吗？那么喝豆浆的人，他不懂，咱们得用豆浆机生产出来好的豆浆。"于是，我就办了心理技术研究生班。

我和其他的咨询师不一样。一开始，自己没有豆子，就去批发一点豆子，就是把人家研究的理论拿过来。但我们没有豆浆机，怎么办？就批发别人的豆浆，推着小车出去卖。卖着卖着就知道得有自己的先进的豆浆机，现磨现卖。在这个过程中不断思考，不断总结，我们就生产出了自己的豆浆机。

制造豆浆机

在心理学学习的路上，自己一直在成长，后来我就可以卖豆浆机了——招学生，教你怎么开发心理学技术。

这就相当于一个搞音乐的人，自己会写词、谱曲，还可以试唱，像李宗盛这样的，最后还开个琴行，自己卖琴。我觉得这个才是好的心理学工作者。光去喝人家的豆浆，那是不可行的。

可是我们不能总是推着小车批发人家的豆浆。我们不能没有牙，至少要靠自己吃东西吧？至少我去听一些名家的课，我要听得懂吧？

第一次听黄光国教授的讲座，他的讲座座无虚席，还有站着听课的人。黄光国教授是台湾“民主行动联盟”创办人，台湾大学心理学教授，他是真正搞理论研究的大家。

但是，他的课我竟然一点都没听懂，这是怎么回事？

后来在武汉大学再次听黄教授的课，听懂了一点点。

我觉得不懂，这是好事。人家辛辛苦苦多少年研究出来的学问，你不可能一进来就懂了。我们需要花时间将这些规律进行掌握。这不是一天两天就能完成的事情，这需要我们有足够的耐心与毅力去坚持学习。

专业的工作者一定要将自己升级为豆浆机。知识理论到你这儿要能转化，你卖的豆浆永远都是自己的豆浆机生产的豆浆。同时，还要好好琢磨怎么把这个豆浆机越做越先进，跟上市场和社会变化的需求。

心理学的职业学习生涯，为什么有的人进步快，有的人慢。还是有策略技巧的。

从种豆子开始，到豆浆机，然后把它变成豆浆。

要学会鉴别豆子、豆浆

目前，整个市场良莠不齐，大多数人不能正确区分哪些是好的豆子、好的豆浆，对于这些豆子、豆浆是否真的适合自己也不是很清楚，有时候买回来的豆浆喝了非但没有营养，还弄得自己身体不舒服。

在心理学学习中，有些人看到心理学课程就去学，也不考虑自己的实际情况，也不看看那些课程是否适合自己，自己是否拥有这方面的积累，自己能掌握到什么样的程度，结果反而得不偿失。有些课程学下来发现一点都不适合自己。比如有些技术是适合进行心理治疗的，却被用来进行心理发展，最后不仅没有成长，还觉得自己哪里出了问题。

心理学是一门科学。进行心理学的研究要尊重科学，研究的内容要具有普遍性、规律性。有一些研究没有经过科学验证就向社会推广，这不仅对社会无益，而且还影响人民群众的认识。有些人缺少这样的判断识别能力。好的豆子、豆浆能经受住社会的检验，心理学的哪些东西有用是要靠人们区分辨别的。

我们要做一个能识别豆子、豆浆质量的人。

我们也要种自己的豆子

华为由一个刚开始只有 6 名员工的小企业发展成今天在印度、美国、瑞典、俄罗斯以及中国的北京、上海、南京等地均设有研究所的世界 500 强企业之一，也是中国最具影响力的通信设备制造厂商。华为是怎么一步一步走向成功的？其中一个非常重要的因素是技术创新。通信行业有一个特性，谁掌握核心技术，谁就掌握市场竞争的战略高地，才能势不可当。

华为在公司刚刚成立的时候就义无反顾地把大量资金投入研发。一般公司会考虑以产品拓宽市场，但华为则以研发带动市场。华为每年将当年销售额的 10% 投入研发中，而其中的 80% 又被投入软件开发。华为在技术方面特别是核心技术方面的投入不断加大，专利申请一直保持 100% 的年增长率。技术专利特别是核心技术专利会给企业和社会带来巨大的经济效益。比如，华为独创的 SDH 接口技术使程控交换机的性能大大提升，为客户节省了大量工程费用。华为自行设计的专用 ASIC 芯片成本才十几美元，而原先在国外购买需要 200 美元。

华为在技术方面的投入不断加大，非常重视科技创新，才能在发展中不断向前。反观我们网校的发展，为什么韦志中心理学网校要成立学术与伦理研究中心？我们邀请武汉大学博士生导师张掌然老师、上海师范大学博士生导师顾海根老师作为研究中心的主任，同时邀请一些心理学的副教授级别以上的人来成立学术委员会。我们要出版心理学的书籍，发表心理学论文，实施互联网背景下的体验式心理学教育。我们需要研究课题就需要心理学专家的指导，我们要进行自己的科研，得出科研成果。我们需要种自己的豆子。

我们过去是买豆浆的，从喝别人的豆浆到卖别人的豆浆再到生产豆浆，我们要变成生产豆浆机—卖豆浆机—种豆子的人。这是心理学工作者的成长之路，也是学习之路。我们一直在这条路上。

心理咨询师的“助”字诀

如果咨询师觉得心理咨询只是为了在帮助别人的同时成长自己，我觉得这是错误的，这明显就是打着帮助别人的旗号来疗愈自己的缺德行径；如果咨询师能够用心灵温暖心灵，在帮助自己的同时帮助别人，把自己的成长放在第一要位，这才是我们可以接受的行为；如果咨询师能够更上一层楼，处处为家国考虑，为社会服务，这才算是真正的大侠！

只谈“助人自助”是错误的

为什么要学心理咨询？我想一大部分人的回答是：帮助别人的同时也帮助自己。这就是所谓的“助人自助”。

如果咨询师能够遵循伦理规范，然后通过帮助别人实现自己的专业锻炼与成长，这是没有问题的，但是目前的情况是，我们很多人把“助人自助”理解错了。

我咨询不要钱，这有什么错？我想帮助他，想为他解决问题，这有什么错？我们把自己放在一个高高在上的位置，总感觉自己做的都是为了帮助别人，却没有想过自己做的符不符合伦理规范，符不符合行业道德。

如果你碰到一个免费的心理咨询师，他告诉你，“我只是锻炼一下，不收费用”，你还敢找他咨询吗？要知道任何一个群体活动都是在双方平等互相尊重的前提下才能开展的，更何况心理咨询这种涉及温暖人心的工作。咨询师不收费用就是关系不对等的表现，那还怎么保证接下来的咨询过程科学合理呢？

如果来访者急于解决问题，而咨询师却支不了招，那来访者会怎么想？“是不是我问题太严重了，专业人士都解决不了？”“这咨询师也太水了吧，他到底会不会咨询呀？”“这又是个骗子！”而免费的咨询师怎么想呢？“我本来就是免费的，你还想要我怎样！”也正是由于关系的不对等，才会出现咨询师一系列不负责任的行为。

所以，在咨询过程中，该把自己摆在什么位置是至关重要的，不收费用明显就是不负责任的表现，也是违反职业伦理的行为。

咨询师成长不到位，会是个灾难

心理咨询是一个非常注重伦理的职业。有些情况即使来访者愿意，我们做咨询师的也要小心再小心。比如在一般的人际交往过程当中，只要是别人同意，你就可以帮助别人，或者是拿走别人的钱，但在心理咨询当中，即使来访者同意了，你也不能够同意，因为你同意就违反了规则。

如果咨询师在做咨询时，来访者发生了移情，要跟咨询师发生关系怎么办？这时咨询师就需要搞清楚，来访者的移情是由于他打开了内心，对咨询师产生了依赖，这是咨询过程中的一种正常表现。注意，这还是在咨询中，这还是在有严格伦理限制的工作中，这不同于一般的社会恋情，不是你情我愿就可以的。如果咨询师糊涂，答应了来访者的要求，那可就是自毁招牌、自断生路了。

同样地，如果来访者找咨询师做咨询，一上来就想把自己的遭遇全部倒给咨询师，美其名曰信任，这时咨询师就要评估问题的严重性。如果咨询师觉得此时此刻不合适的话，就需要拿出专业的态度告诉来访者：

"你现在先不要告诉我，还没到时候！"否则之后也是会自断生路。

总之，咨询师需要帮助来访者，但并不是事事都要依着来访者。如果咨询师自己职业道德不坚定，职业成长不到位，那对来访者来说其实也是个灾难。

打着帮助别人的旗号来疗愈自己

一些心理咨询师自身心理健康水平低，就需要通过帮助别人来获得价值感，说白了就是打着帮助别人的旗号来疗愈自己。

现在网上有一个很火的国际心理咨询师注册机构，它在百度上的点击率非常高，总是排在搜索榜的第一位，但就是这个机构已被证实为骗子单位，教育部根本就没有认可。并且这个所谓国际机构的负责人都是中国人，而且没有一点心理学的学术或工作背景，完全就是在骗人们的血汗钱！这虽是个人牟私利的行为，但损害的是整个中国的心理健康产业。

这种骗子行径，虽说在这个行业中并不是很多，但是既然出现就值得我们思考。如果心理咨询师没有自我成长，那将会为整个行业甚至社会带来多少灾难?

"自助助人"才是正道

与"助人自助"相比，"自助助人"只是有一个顺序上的变化，首先成长自己，然后帮助别人。

作为咨询师，我们去帮助来访者，我们自身的心理健康水平一定要比来访者高，我们自身的心理温度一定要比来访者高。如果来访者是一个冰人，咨询师也是个冰人，那还谈什么咨询呢?这明显是同病相怜的两个人，干脆抱头痛哭得了！所以，一定要先成长自己，然后再帮助别人。

那我们怎么样才能自助呢?我的建议是去做社会服务，并且是自愿做志愿服务。心理咨询和社会服务是有很多相同点的，比如都在帮助弱者，都在贡献爱心，但社会服务比心理咨询相对简单一些，因为它没有那么高的伦理要求。

我们之前开展了“知行合一计划”，旨在给老年人群体送温暖。我们的志愿者既不关注老年人过得苦不苦，也不询问老年人的人生大事，我们只是让老年人介绍一下自己的优点，对自己有什么评价等，结果一场活动下来，老年人都兴奋得不得了，这就达到了自助助人的目的。

为什么做志愿服务会比较好呢？因为志愿服务是利他行为，你自己的付出，得到了别人的正向反馈，这种自我价值感的提升要比找别人锻炼来得坦荡舒服得多。因为你去找别人锻炼，实际上你是打着帮助别人的旗号来疗愈自己，这多少有点不坦荡的感觉。但志愿服务就不同了，你的心理是光明的，是磊落的，你的一言一行别人都会看在眼里，这就是君子行为。

“助人助人”是境界

自己成长之后，再去帮助别人，别人因为你得到成长之后，又去帮助他人，这就是“助人助人”。

“助人助人”是比较纯粹的助人，能让你享受到助人的快乐。在助人的过程中，咨询师没有一点私心，没有一点利己的想法，他所有的行为都是为了帮助别人。而有一些助人者，他比较在意助人的结果，助人能不能为自己带来好处。比如那种帮助别人锻炼自己的咨询师，只是得到了一些满足，他并没有享受到助人的幸福感与价值感。

另外，帮助别人成为有价值的人也是“助人助人”的核心所在。我的心理学网校就是沿着这种思路在帮助学员成长。比如在“知行合一计划”中，每个参与人员都奖励500元。这500元对于一些人来说并不多，但是它里面包含着荣誉与满足，这就会激发学员去尝试，进而去帮助老年人，这就是助人的开始。当这些学员走进养老院之后，通过和爷爷奶奶们相处，听他们讲人生故事，听他们说生活趣事，在这个过程中，学员不知不觉就被感染，这就是接受教育的过程。通过帮助老人，学员自身的自豪感和价值感就会提升，这又满足了自我实现的需要。所以，看似是一个简单的活动，其实里面隐藏着层层“圈套”，学员在不知不觉中就“中招”了。

当然，我举这个事例，并不是想证明我自己多么高大上，而是想说策略性的引导很重要。这在我们心理咨询过程中是很有必要的。很多心理咨询师却没有意识到这一点，仍是抱着“你说你的故事，我认真听着就行了”“你有问题了，我帮你解决；解决不了，不好意思，你另找他人吧”这种心思。

心理学人要自强起来

随着心理咨询师资格证的取消，我们做心理学的，更应该自强起来。因为国家把职业认证取消，实际上是在整顿这个职业。心理学人不自强，不自爱，不自我成长，还谈什么帮助其他人呢?

另外，我们也要意识到这一点，这个行业有成千上万的从业者，只有极少数人才会成为心理指导家，大部分人都会成为一般的心理辅导人员或社会服务人员。所以大家今后走的路线一定是社会服务及大众心理服务，也就是自助—助人—“助人助人”路线。

心理咨询师的“搞”字诀

在心理咨询师成长过程中，需要经历三个阶段：“被人搞”“搞别人”“搞自己”。在这三个阶段中，咨询师不断探索自己，分析自己，实现自我心理成长与发展。

“搞”是一种生活化的用语。“让人搞”“搞别人”“搞自己”这些大家熟悉得不能再熟悉的词语，却代表着心理咨询师职业发展的几个阶段。

初期的“让人搞”

心理咨询师刚入行的时候，需要学习成长。这时咨询师会去参加各种各样的工作坊进行体验学习。

在体验的过程中，有些咨询师敢于暴露自我，愿意让团体内的导师与成员来分析自己，帮助自己。但是如果咨询师每一次都语言暴露，但行为不见改变，时间长了他的问题还是没有解决。

这种种表演性的学习方式虽然对以后的职业发展没有多大的帮助，但却是必经阶段。因为我们的心理机制和模式是经过很多年形成的，我们可能会看不到自己的问题，但别人通过你的言行举止，可能就发现了你的问题。所以，高人的指点是必需的。

通过前期的“被人搞”这个阶段，我们会了解不一样的自己，在他人眼中我们是什么样的人，我们的问题是什么。但是知道问题后没有行动仍是不行的，自己还是没有成长起来。我们只是知道了自己的问题，但我们还是按照之前的行为模式进行实践。

不过在很多人眼中，自我成长是容易受忽视的。他们的思维往往是，参加了这么多工作坊，也见识了这么多小花样儿，自己也掌握了一些技术，那是不是也可以在别人面前露一手？这就来到了第二阶段——“搞别人”

中期的“搞别人”

“搞别人”是需要一定的胆量的。对于那些胆小的人来说，刚入行就让他去“搞别人”他是不敢的。他会先学习，看看别人是怎么“搞”的，等过两三年之后，他才可能敢“搞别人”。

在“搞别人”阶段，咨询师一开始也是乐此不疲，会很积极地帮助他人解决问题，但时间长了，就会觉得没意思了。

这时候咨询师才明白过来，“让人搞”“搞别人”都是在浪费时间，真正有利于自己发展的只能是“搞自己”。

但是“搞别人”这个阶段也是必经之路。没有“搞别人”的经历与经验，可能咨询师也找不到真正的成长之路——“搞自己”。

后期的“搞自己”

“搞自己”是探索自己的内心，这才是真正的心理成长之路。

在“搞自己”的过程中，不断思考自己的问题。如果一名心理咨询师不能打开自己心灵的门窗，怎么能打开来访者的门窗？如果不能正视自己，那怎么帮助来访者正视问题？所以咨询师需要不断地“搞自己”。

有些咨询师在自身成长中，害怕被人看到自己的问题，害怕自己的不好暴露在外面，就一直隐藏自己的问题，逃避自己的问题，这样不仅自己得不到成长，也不利于自己的职业发展。

其实在“搞自己”这个阶段，我是比较幸运的。因为我不像别的咨询师，要经过“让人搞”与“搞别人”这两个阶段后才转向“搞自己”，我是直接开始“搞自己”的。

我记得，很多次我夜里醒来，发现了哪些地方自己做得不好，需要一些成长的，我就会马上给自己做一个临时治疗。

“搞自己”的经历

2010 年，我提出的“本会团体心理咨询模式”已在全国有了一定的影响力。武汉中德心理医院邀请我去开一个团体培训班。但是在准备开课前的一个月，我每天都很惶恐，很焦虑，也说不清是什么原因。

直到有一天我意识到了这是我潜意识在害怕。于是我就对着墙壁做自我催眠，我点了一个灯，墙面上出现了一个影子。我不断地催眠自己：这是爸爸的影子，爸爸的影子……

然后我就对着“爸爸”的影子说话。我问“爸爸”：“我为什么会这么害怕？”“爸爸”回答：“因为你得到的东西已经很多了，对于接下来你又要得到的东西，你会有一种不安全感，你害怕你会失去，你也害怕你会得不到。”我对“爸爸”说：“这不是我的恐惧感，这是你的恐惧感，你不能把它传染给我。我们现在的这个时代，和你之前所处的时代已经大不同了，我值得拥有更多的东西。”

我通过这种“暗示”与“催眠”的手段来处理自己的焦虑与恐惧。直到在中德心理医院上完课后，我才得知一个事实：原来医院对于请我去上课，是有很大分歧的。因为我不是中德班出身，没有上过中德班的课，而医院的培训课差不多都是中德班出身的专家去讲的。

这时我才惊奇地发现，原来我的惶恐不安是有感知的。医院有可能是不让我去开班的。所以我会对这事这么担心，这么焦虑。

但是不管怎么说，我的焦虑情绪缓解了，我把自己给“搞”好了，这个过程是非常重要的。

最好的心理成长是“搞自己”

从“让人搞”“搞别人”到“搞自己”，看似很顺理成章，但有时却很难走出来。

比如一些人一直停留在“让人搞”的阶段，总是对自己不自信，总是觉得自己还有很多问题，总是想让别人帮助自己解决问题。虽然时间长了，自己也没啥成长，但就是迈不过去那道坎儿。

有一些人会一直停留在“搞别人”的阶段，总能看到别人的问题，看不到自己的问题，没有自省、慎独、知行合一的能力。

人的一生都在追求成长，遇见更好的自己。唯有“搞自己”才是最好的心理成长。因为只有你最了解你自己，最爱你自己。我们需要有“搞”自己的精神。

心理咨询师的“泡”字诀

心理成长就是体验的过程和“泡”的过程。从“我要做这样的人”到“我去做这样的人”，再到“我就是这样的人”。在这个过程中，我们不断浸泡自己，发展自己，精进自己，成为更好的自己。

认知改变不能解决所有问题

大家想一想：我们是为了什么而学习？我们学习的目的是什么？

在学习过程中，我们了解了很多知识，知道了很多道理。我们从不知道到知道，认知发生了改变。我们思考问题的方式发生了变化，我们解决了一些问题，获得了一些经验，也收获了成长。

但认知改变能解决所有问题吗？不能。认知改变只能解决一般问题与一部分问题，有些事情不是仅仅靠认知就能解决的。

人的成长不能仅靠认知解决。在职业发展上，一个人产生职业倦怠，他的情绪很糟糕。咨询师通过咨询让来访者知道情绪的重要性，告诉来访者管理情绪的方法对来访者是有帮助的，但是那样的帮助只是一部分。来访者需要放松，而不仅仅是学习放松训练的方法。

一个人的认知发生改变，内心的不舒适感与不愉快的情绪能顺畅一些，但是行动上不一定会变化。知道“我要成为这样的一个人”，但是不一定“我去做这样的一个人”。认知与实践统一起来才能从“我要成为这样一个人”到“我去做这样一个人”。

心理成长需要“泡”

心理成长要在环境情境中进行体验，站在不一样的视角去感受，在这样的情境中发生改变。通过内心的体验会有不一样的体会，会更加了解自己，这就需要“泡”。心理成长的过程要“泡”在学习中，“泡”在实践中。

当一个来访者正面临着人生的困难与抉择，目前他并不想知道解决他这个问题的心理学方法，每个流派的观点以及流派的技术，这个时候咨询师需要帮助来访者达到一个位置，在那个位置上以不一样的视角看待这件事。

咨询师需要让来访者进行全新的体验，而这样的体验会让来访者产生改变。比如来访者生活在难以感受到温暖的环境中，心理温度很低。他难以相信别人，难以有安全感。这个时候如果咨询师跟来访者说为什么会产生不安全的感觉，人的不同类型以及不同类型的表现，这样只会让人提高一些安全感，但是根本问题并没有解决，他还是会感觉到不安全。

在这样的情况下，咨询师需要直接把来访者带到一个温暖的氛围中，让来访者感受到温暖。这样温暖的关系是来访者以前从来没有感受到的。通过咨询师与来访者建立良好的关系，来访者发现原来世界上还有这样让人温暖的关系。在这种情况下，来访者会对人和人的关系进行重新认识。他会产生怀疑，真的有这样温暖的地方？

在一段时间后，他确认并且适应了这样温暖的地方。当他相信这个世界上确实有这样的地方，他内心就会产生信任感，这时候心理温度就会升高。

这个是他在情境中体验到的并且“泡”出来的结果。这个不是知道的，而是做出来的。这是心理成长的过程而不是知道的过程。知道了并且做到了，这就是成长。

网校的学习就是“泡”

网校的学习就是这样一种设置。按照团体的方式设置让你在网校有“泡”的感觉。我们不仅在网校上教你学习专业知识，而且还让你参与其中，体会不一样的感觉。我们会带你一起去实践。

网校学员所选的专业每周都有课程学习，每周日听“校长时间”，还参与社会实践，参与感就体现出来了。网校设立“知行合一计划”，让网校学员在当地进行实践，在这个过程中参与、体验。每一个专业设置专门的微信群，大家在其中分享自己的感受，有问题可以提问，有人帮忙解答。每一个专业的主任会定时对学员进行回访，了解学员的学习与实践情况，并给予一定的建议。

网校学员在这个团体中看到希望与多种可能性，他们的内心看到了不一样的世界。他们相信原来我也可以做到，我们也可以成为这样的人。

大家一开始是“我要做这样的人”，心中有一个目标，但是还没有行动。在网校，让大家看到人生有很多可能，并开始去行动、去做。“我要去做这样的人”，在做的过程中不断精进自己，最后就是“我就是这样的人”。就是这样一步一步地往前走，遇见更好的自己。

一直“泡”在成长路上

面对这个不断变化的世界，我们需要“泡”的精神。整个社会比较浮躁，注意力分散，信息爆炸，每天我们都在接受来自外界信息的刺激，很难静下心去钻研。快节奏的生活让我们变得很难专注于一件事。

目前社会很推崇“匠人精神”，这正是提倡一直“泡”在自己的领域，很多年一直兢兢业业，努力地钻研，只问攀登不问高。一些人在自己的行业默默耕耘，才有了我们所见到的那些优秀的作品。

杂交水稻之父袁隆平，他的一生就是“泡”在水稻里，一辈子与水稻打交道，一直不遗余力地研究杂交水稻，提升粮食产量。

他多次深入各地稻田进行实地研究，就是为了种植出更高产的水稻，他一直为了自己的理想而走在路上。

日本的“寿司之神”小野二郎在 86 岁那年被评为全世界最年长的米其林三星餐厅大厨。那些寻常的米饭、酱油、鱼虾等在他的手里都有了生命。他在寿司里倾注了自己无尽的情感，让吃的人感受到蕴藏的意义。他一辈子与寿司相伴，就是为了做出好吃的寿司，让人们品尝到美味的食物。

这样的人在这个世界还有很多，在自己的领域认真地钻研，“泡”在其中，不断体验美好。

成长一直在路上，我们不断“泡”在里面，不断遇见更好的自己。

心理咨询师的“做”字诀

在生活的道路上，你会有数不清的心动的经历，但并非每一次心动都会行动。很多人说“懂得很多道理，却依旧过不好这一生”。心理成长需要“做”。我们要从知道一件事情到参与一件事情，在这个过程中不断体会感悟，让自己内心不断学习与成长。

心动到行动的距离是多远

心动到行动的距离到底有多远？每个人所给出的答案是不一样的。从心理活动到迈开脚的距离，有些人一辈子都不能达到，而另外有些人“心行合一”，想到立即去做。

汶川地震的前三天，我在云南师范大学讲学，当时就萌生了一个要帮助西部贫困地区教师的公益梦想。作为一名心理学志愿者，到汶川做心理援助一段时间后，我又萌生了想要建立一支心理学志愿者组织的想法。类似这样的想法有很多，每一次我的想法都很强烈，心情还很激动，但最终都没有付诸行动。

直到 2011 年，我再也不能容忍自己的这种“拖延”。我开启了“心丝带温暖心灵”全国心理学公益活动，这次行动为我打开了一片广阔的心灵天空。2012 年，广州心丝带心理志愿者协会正式成立。

从心动到行动，这中间的距离随自己而定。

行动是统一思想与行为的桥梁

生活是位伟大的老师。在生活面前，我们选择做个什么样的人是由自己决定的。自己是行动的主人。

有些人是思想上的“巨人”，行动上的“矮子”。头脑中不知道想了多少遍，但是一遍都没有行动。整天自怨自艾，说没有发展机会，但是一直不去做。我们总能听到身边的人说焦虑、担心，生活无趣，每天重复地生活，但是他们却从没有做出任何改变。总是在嘴上说，行动跟不上。

自己的思想与外部行为要统一，头脑中的想法需要转化为行为。在做的过程中，我们能更了解自己的内心，更清楚自己想要的是什么。

我们的行动要快，要迅速。有时候头脑中的想法现在不去做，可能以后都不会去做了，一瞬间的想法就这样溜走了。而我们不行动现状是不会有变化的。

在做事中“练”

当代很多人缺乏社会实践。看到一个好的技术只会说我知道，但是从没实践过。“纸上得来终觉浅，绝知此事要躬行”。知道一个好技术要去行动，在做的过程中了解这个技术，在体验中去领会这个技术的“好”。

王阳明先生的心学主张“事上练”，非常重视“实用功”。王阳明认为，任何东西，都要拿到具体的事情上面去检验一番，否则就不叫真知了。

“事上练”，通俗而言，就是要参与社会实践，在纷繁复杂的具体事务中锻造自己的心理素质，做到动静皆定。

我们需要将自己在工作中、生活中学习到的东西运用起来，去实践，去做。我们从接触一个事情到参与一个事情，要在做事情的过程中体会自己的价值、能力与素质。在做事情的过程中不断磨炼自己的心智，完善自己的人格，培养自己的积极品质。

这是一个由量变引起质变的过程，是一种螺旋式上升。

王阳明主张“心即理”，心外无物，心外无事。所以我们在事上练，目的就是要练心。正如磨刀，目的是要让刀变锋利，而不是让磨刀石变锋利。

王阳明在书院讲了很多大道理，最后才顿悟出致良知的理论。这是他在知行合一的基础上，通过在庐陵当县令的时候事上练，在平定宁王叛乱的时候事上练，在赣南剿匪的时候事上练等，在不断联系实际的反复实践与总结中形成的理论。

在“练”当中成长

一个人的心理，只有在自己充分体验的基础上才能够成长得更好。要体验就一定要去参与一些事情，所以说“练”就是让我们去做一些事情，在行动中去体验、发现和领悟，这就是“练习”所包含的心理成长的内涵。

当然，练习是需要坚持下去的，要有足够的行动力。如果我们仅仅是知道了一些知识、一些道理，但不去行动、不去体验，不去做一些事情，就达不到练习的效果。

怎么实现练习这种心理成长方式呢？它其实是一种从量变到质变的心理成长过程。从量变到质变，就是要我们不断地体验，不断地尝试，当练习达到一定数量之后 ，就会熟能生巧，使我们的内心发生变化，会比过去更加成熟、更加完善、更加有力量，意志力、勇敢等品质就会得到提升。

那么，怎么从量变到质变呢？它是一种螺旋式的上升状态。我们在做一些事情的过程中，去体验、去练习，就能实现这种螺旋式的上升。螺旋式的上升就是从起点开始，转了一圈，回到这个位置的时候就上升到了一个新层次；然后再转第二圈，就到了第二个层次；到了第三圈，又上升到了一个更高的层次。所以，要积累到一定的量，才可能实现由量变到质变的过程。

如果我们不能坚持这种行动、这种体验、这种练习，就不可能实现这样的螺旋式上升。我们只是知道了、再知道了、又知道了，那只是小毛驴拉磨的方式，转一圈，在原地，再转一圈，还在原地，那只是量的积累。

所以心灵成长一定是要亲自参与其中，并且坚持下去，不断地练习。这个层次的心灵成长方式，是适合所有人的，我们都可以使用。

从知到行，然后从行再到知，这就是知行合一。练习可以实现知行合一的目标，但它不是先去知道，而是通过行达到知。也就是一开始什么道理都不讲，就去做，做了一段时间之后，就这样“转一圈，转一圈”地上去了，也就超越了自我。这个时候的行就变成知了，你也就变成了一个知行合一的人。

做事实现自我超越

做事让我们更有勇气去面对未知。当你做成一件小事的时候，你就比过去自信一点，当你做成一件大事的时候，你就会变得很自信。当你做了一件了不起的事情，你会永远自信。这就是在做事中不断发展自我，获取自信。

在做事中，我们会发现自己的优势，也会暴露自己的缺点，经过反思总结在下一次让自己变得更好。在做事中，我们不断挑战自我，更加全面地认识自我，也不断地进行自我超越。

学篇

人永远是要学习的

学习有用论 PK 学习无用论

什么是有用的？什么是无用的？很多人会有这样的疑问。

《庄子·人间世》里讲了一个故事：匠人石去齐国，来到曲辕这个地方，看见一棵被世人当作神社的栎树。这棵栎树树冠大到可以遮蔽数千头牛，用它来造船可造十艘。观看的人群像赶集似的涌来涌去，而这位匠人连瞧也不瞧一眼，一直不停步地往前走。他的徒弟跑着赶上了匠人石，说："自我拿起刀斧跟随先生，从没见过这样壮美的树木。可是先生却不肯看一眼，不止步地往前走，为什么呢？"匠人石回答说："算了，不要再说它了，这是一棵什么用处也没有的树，用它做成船定会沉没，用它做成棺椁定会很快朽烂，用它做成器皿定会很快毁坏，用它做成屋门定会流脂而不合缝，用它做成屋柱定会被虫蛀蚀。这是不能取材的树，没有什么用处，所以它才能有如此寿诞。"

匠人石回到家里，梦见栎树对他说："你将用什么东西跟我相提并论呢？你打算拿可用之木来跟我相比吗？那山楂、梨、橘、柚都属于果树，果实成熟就会被打落在地，打落果子以后枝干就会受损，大的枝干折断，小的枝丫被拽下来。就是因为它们结出了鲜美果实才苦了自己的一生，所以常常不能终享天年而夭折，自身招来了世俗人们的打击，各种事物莫不如此。而且我寻求没有什么用处的办法已经很久很久了，几乎被砍死，这才保全住性命。无用也就成就了我最大的用处。”

我们在学习和成长的过程当中，经常会涉及一个关于有用和无用的问题。在当代社会普遍存在着一种有用论和无用论辩证的现象。比如我们去找一个朋友聊天，叙叙感情，就会被视为是无用的，因为它不能够创造直接的经济效益。如果以经济为前提考量，不能直接创造经济效益的，就变成无用的了。很多人认为直接带来经济效益的就是有用的，换句很通俗的话来说就是“值多少钱”。为了有用，大家都急于将自己的所作所为转换为可兑换的价值，追求利益最大化，市场占有率、影视收视率、考试成功率等成为衡量有没有用、成不成功的主要标准，功利主义、普遍的金钱焦虑症渗透到人们内心。在心理咨询行业也一样，很多心理咨询工作者愿意学习具体的心理咨询技术，觉得这是有用的，因为这些学习到的技术方法可以直接运用到心理咨询中，产生咨询费用。而个人修养的提高，督导师对自己的督导他们就觉得是没用的，因为这些不能直接获得经济效益。

这种功利心理也会直接影响心理咨询工作者。一些心理学工作者在个人学习和成长的过程中，更愿意去学一些技术和方法，而不愿意去学习理论。因为理论不能够马上去用。在选择心理学主流学科方面，我们更愿意去学心理技术、发展心理学、社会心理学，而不愿意去学文化心理学。但是咨询师在咨询的时候会发现，很多问题是源于文化现象，文化动力的冲突。心理咨询师不学习文化心理学，不了解文化心理学，他们就不能看到咨询问题背后的文化动力。他们认为文化心理学是无用的，自己并不会应用到它。可是来访者的问题在很大程度上是与中国本土文化有关的，在这样文化背景的影响下，他形成了这样的观念。在咨询师的工作中，虽然不会直接用到文化心理学，但是会间接用到。人的观念在很大程度上受到社会环境和本土文化的影响。

例如一个小女孩，她被性侵了，内心很恐惧。回到家，妈妈就跟她说："你还有脸回来？都把我们的脸丢尽了！"小女孩最后自杀了。其实在小女孩被强奸后就准备自杀，回到家妈妈的话语让她更坚定了自杀的信念。那么是女孩妈妈把这个女孩杀死的吗？不是的。那是强奸犯杀死这个女孩的吗？也不是的。这个女孩是自杀的，是她自己杀死自己的吗？也不是的。那是谁杀死这个女孩的呢？是女孩妈妈所持有的文化观念，也就是性观念、贞操观念与性羞耻感。女孩妈妈的这种观念让女孩在承受了身体创伤后连心理也崩溃了。在女孩被性侵后，内心非常脆弱，非常嫌弃自己，正不知道怎么办的时候，女孩妈妈持有的性价值观成为压倒女孩的最后一根稻草，让女孩最终放弃了自己的生命。这样的一个恶性事件是由她妈妈的价值观所决定的。妈妈的价值观在社会中是约定俗成的，在整个文化背景下，女孩被性侵是一件可耻的事情。

在生命的道路上，我们是怎么看待这件事情的？个体所持有的对这件事情的观念是至关重要的。我们如何看待这件事情受到一种观念的影响，这种观念影响了这件事情的结果。约定俗成的文化认为是这样，并且我们认为别人也是这样认为的，这就是一种外部的文化压力。外部文化的压力会影响我们的观念。例如被性侵的女孩的妈妈认为女儿被玷污了，太丢人了，自己很没有面子，外部文化影响了女孩妈妈的观念。这些观念的背后就是文化，是整个社会约定俗成的东西。我们身处这个社会就难免会受影响。

在现代心理咨询中，我们不是很看重文化，认为那些都是无用的，但文化是我们心理咨询要考量的重要动力与元素。一个懂文化的心理咨询师在做咨询的时候会事半功倍。因为他知道这个问题是怎么发生的，背后有什么力量；文化的动力是怎么推动这件事情发生的；这个人为什么会产生这样的观念；最终这种观念为什么导致那种行为。

在一些家庭里有问题小孩，是因为他们要跟随家庭动力不断地适应与调整。在适应调整的过程中，他们没有适应好，就会变成有问题的孩子。一些小孩的攻击性人格都是由他适应不良造成的。

在家庭系统中，爸爸的观念是什么样的，妈妈的观念是什么样的，以及家庭成员之间的互动模式对这个家庭成员的成长至关重要。在家庭系统这个动力里面，孩子要找到自己的最佳位置。如果孩子找不到自己的最佳位置就容易产生适应不良的感觉。孩子适应的是一种文化，这种文化不仅仅有家庭文化，也有社会文化。这些环境的背后就有文化动力，环境是由人组成的，也是由人的观念形成的。要解决家庭中小孩的问题，我们就需要解决家庭的动力，这就涉及家庭文化背后的东西。在咨询中，我们会跟父母探讨价值感，这其中就涉及文化。咨询过程中我们会评估一个家庭文化的价值观，了解家庭的文化动力，根据家庭文化价值观的内容来修正一些错误的观念。这些文化的内容看似无用，但是它能解决问题。然而大多数咨询师认为学习文化心理学还不如去掌握一个技术，学习共情等咨询技能更实在。大家的关注点都是有用的，能带来经济奖励的东西。

在心理咨询师的学习中，那些看似无用却关乎你职业高度与发展深度以及解决问题的策略的内容，都要进行学习。我们不仅要学习各种咨询技能，也要学习文化心理学等看似无用的内容。

作为一名心理学的工作者，在学科学习中发现有些学科不能直接解决问题，但是它有深层链接的内容，这些都要去学习。有些社会现象与你所学的学科没有关系，但是研究这类现象能帮助你解决现实问题，这些“无用”就是“有用”。

有一个故事，庄子的一个朋友去见梁惠王，梁惠王说：“我有一个葫芦长得很大，给你这个种子，你回家种。”之后这个朋友来找庄子，说：“大王给了我一粒大葫芦的种子，我在家精心照料种植，现在已经结出一个超大的葫芦，容积有五石。我用它盛水，因为质地太薄而破损；我把它切成两半做瓢，可是太大了，盛满水一端就碎了。用它盛别的东西也不合适，因为它太大了也没什么地方去放它。它大而无用， 最后我只好把它砸烂扔了。”庄子说：“你真是不会运用东西，就是好的东西在手里边也没用。你可以把它拴在腰间，漂浮在江河湖海之上，畅游五湖四海。”对于这个朋友来说，这个葫芦是无用的，但是到了庄子这里就有用了。

庄子说：“人皆知有用之用，而莫知无用之用。”老子曾说过：“有无相生，难易相成，长短相形，高下相倾，音声相和，前后相随。”世间的有用和无用都是相对的。莫言说：“文学与物理学、化学、医学相比确实没什么用处，但文学的有用之处就在于它的无用。”文学对物质生活的用处确实不如科学，但他的用处是润物细无声的，是滋润灵魂的，看起来非即时见效，但是在潜移默化中给人以滋养。

目前整个心理咨询行业存在着“有用”“无用”的区分，导致我们不能静下心去学习一些“无用”的东西。我们要学会潜沉，静心，不要太浮躁，太过于追名逐利，而应追求“无用之用”。待它开花结果长成直指云霄的大树，即无用之用方为大用。

门外汉 PK 科班生

一提起心理学家，你会想到谁呢？你所知道的心理学家有多少是科班生，有多少是非科班生？对于心理学科班生与非科班生的发展你是怎么看的呢？

在目前的大环境下，从事心理学行业的既有科班生也有半路出家的非科班生。科班生与非科班生，他们的学习成长模式是不一样的。

科班生的心理学教育，包括大学本科四年的专业学习，也包括继续进行学习深造，攻读硕士和博士学位。大学本科四年主要学习基础的心理学知识理论。大学本科的心理学课程是三个系统方面的学习，一是心理学的基础理论，比如普通心理学、发展心理学、教育心理学等；二是心理学的实验研究思维，比如实验心理学、心理统计与测量等；三是心理学史，了解中西方的心理学的历史和背景，比如中国心理学史、西方心理学史。心理学涵盖的范围很广，分支很多，有不同的方向。例如人力资源、心理咨询、心理健康教育等。心理学本科生除了学习专业知识外，也参与一些社会实践活动。在专业实践方面，有些大学开始开设心理工作坊以及学生热线，为学生提供了很好的个人发展平台。有些应用型的教师会带学生在社会上做应用，有些大学老师会在课堂上进行一些练习，比如让学生充当来访者或者咨询师进行模拟心理咨询练习。一般来说，大学本科侧重基础理论学习，研究生阶段侧重心理学的研究，提高科研能力。

关于这方面，非科班生会疑惑，我没有经过本科的学习与教育，我怎么去学习那些知识与理论？现在大部分人学习基础心理学知识，是为了考取心理咨询师证书，为了掌握考试内容，学习到的内容不够系统与全面。非科班生想要学习扎实的基础心理学知识与理论，有多种方式与途径。如果你学习的同时又想拿学历，可以读师范院校的成人自考或者是函授的课程，比如广州的华南师范大学就有心理健康专业的本科，经过学习可以拿到国家承认的心理学本科学历。如果你不想要学历，只想学习知识，可以在互联网上进行学习。比如现在网易公开课有很多名校教授的心理学课程，还有一些非常出名的心理学家的课程，比如中国大学 MOOC。如果想继续提升自己的话，可以继续深造，选择攻读硕士或者博士学位。

对于非科班的心理学爱好者，社会上有自己的工作，想做社会实践活动的，可以选择非全职的专硕，学习心理学专业知识，提升自己的心理学研究能力与专业深度。

对于科班出身的心理学学生，可以在本科后继续学习深造，攻读硕士，再继续攻读博士。跟着一个好的博士生导师学习，坚定自己的方向，保持上进心，坚持走下去。

非科班生想学习心理学的，我是不太推荐先去参加社会上的培训班和工作坊。因为这种短期性质的学习，它很难系统化，难以形成科学的系统知识，而且人有惰性，总是靠别人监督也是不行的。最优先的选择应该是参加那种系统化的培训，时间长，既有理论知识的学习也有社会实践的参与。

非科班生可参加一些连续培训的系统的非脱产长期班，比如一些心理咨询的导师班与研修班，老师会系统化地教授心理学内容，知识与实践都不缺少。然而有些人这里学一些，那边学一些，学得不扎实，也不够系统化，难以成长起来。系统地学习基础知识和技术应用让我们成长得更快。

心理学本科学生在大学学习了四年的基础理论知识后，可以在网校学习实践的课程，再参加地面的心理成长工作坊，再找督导师进行个人督导。这四个层次的学习相结合，个人成长就比较快，可以朝心理咨询方面的人才迈进，还可以进入心理医院的精神科工作，去考心理治疗师。

在能力提升方面，可以选择接受一些课程的训练如精神分析、行为主义、人文主义等。但我不太建议大家参加那种价格昂贵的高端班，不同的心理学流派的内容可以广泛涉猎，学习，实践，在实践的过程中，慢慢地了解自己的需求，基本确定自己的心理学专业方向，是要做团体还是做个体。在个体层面选择自己感兴趣的方向，如婚姻、亲子、学校等方向。在实践几年后，形成自己的基本框架，确定自己的方向。我们不能东一榔头西一锤，缺少全局观念，最后搞得什么都没有学会。

按照目前科班的学习情况，本科甚至硕士毕业的学生都不能够去做咨询。他们学习的很多都是基础理论，做咨询还是不行的，还需要进行继续教育。他们需要确定自己做心理咨询的方向，选择适合自己的流派进行技能学习。如果继续教育好，科班出身的进入这个心理咨询行业会顺利一些，如果不够顺利可能会转换方向，不再从事心理学相关的工作。比如一个心理学毕业的学生毕业后进入一个心理咨询机构工作，机构中的咨询师自己没有发展起来，他作为助理去跟着这样的咨询师学习，在学习一两年之后没有成长就会离开。刚开始进入这个行业的心理学毕业生都处于学习的状态，经济收入有限，大多数人都会受到现实的影响。科班学生可能没有预料到毕业后还要进行两三年的学习，一边学习一边工作。科班生一边是现实的经济压力，一边是自己的心理没有准备好，所以最后从事心理咨询行业的并不多。

面对当前的科班心理学毕业生这样的情况，如何解决这个问题？高校方面要有所开放，引进社会上应用型的心理学家作为课外的辅导员，跟大学的心理学老师一起对心理学的不同专业方向的学生进行教育与训练。大学要理论与实践相结合，让学生们更能清楚心理学的职业方向。比如我的女儿是学心理学的，今年大四也快毕业了。她已经发表了几篇文章，导师在引导她，帮助她，再加上我也是做心理学的，对她也有一定的影响，她对于自己的职业规划有自己的想法，基本上确定了自己的职业方向并努力地朝那个方向走去。

多年前，我和复旦大学心理系主任孙时进教授沟通过这个问题，高校应该引进应用型的心理咨询专家。当时武汉大学现代心理研究中心聘请我做特约研究员也很不容易。高校有它自身的行政化的程序，没有教学证是不能上课的。比如广州大学请我去给他们的学生上一节课，但是我不是大学老师，没有教学证，所以请我去上课的老师就要陪着，他要在这堂课上待着，这是学校的行政规范与规则。

高校还可以跟社会上的心理学机构进行合作，学校可以让心理学专业的学生在这个合作的心理机构实习一段时间。这样的实习要有组织有系统，学生只有达到一定的要求才能拿到这部分的学分，这对于心理学科班的学生是很好的接触工作的机会。如果心理学的本科生多有这样的机会，那学生可以加深对自己知识的理解，将自己在课堂上学习到的理论知识运用到实践中，完善自己的知识体系。

对于一些对心理学感兴趣并且致力于心理学事业的工作者来说，了解心理学的相关知识理论是基础，更重要的是把心理学理论与自己的工作实践相结合，使之更好地服务于自己的工作，坚持学用结合，做到学以致用。不管是科班生还是非科班生都要掌握心理学的基础理论知识与技能，在工作生活中融会贯通，让心理学为自己服务。

这么多机构，怎么选择

培训机构哪家强？我要选择哪个机构进行学习？现在社会上培训机构比较多，要根据什么样的标准来选择培训机构？很多人会有这样的疑惑。

2017 年 9 月 12 日，人力资源和社会保障部发文《关于公布国家职业资格目录的通知》，公布了 140 项职业资格，其中并没有“心理咨询师”，这标志着心理咨询师证书正式被取消了。那么想从事心理咨询行业的人该怎么办？想进入这个行业的人又该选择什么样的培训机构，让自己有机会进入心理咨询的行业？在这个行业的人又该如何继续自我成长，更符合自己的职业发展需要？

第一，选择一个心理培训机构需要判断该机构的培训课程是否属于科学体系，主流心理学是否认可，培训的心理学课程内容目前国际上是否认可。之前出现过用人单位的很滑稽的招聘要求，一些用人单位在招聘员工时主要根据两点进行判断：第一是颜值，第二是星座。如果这两点不符合要求就不予录用。这样的依据没有任何科学性可言，而且也很随便，不仅是对面试人员的不负责，也是对公司的不负责任。公司招聘要进行人才测评，要看应聘人的动机、态度、思想与能力是否符合这个职位的要求，求职者的能力是否可以胜任这个岗位，价值观与公司文化是否契合。

现在社会上出现这样一种现象，主流科学体系不用，某些主流心理学界不认可的心理学课程在社会上反而比较火；有些课程体系国际上并不认可，但是在中国非常火爆；还有一些在国外认为意识形态有问题的，在中国还比较推崇，这些都需要我们的火眼金睛去辨别。科学心理学的体系中，知识理论要有框架，技术要有理论来源。

有一些网络上的课程广告是虚假的，但是它在网络上的点击量还很大，有些培训机构在网上很火，但是教育部没有批准它的办学资质，网络上的虚假信息让人防不胜防。随着网络的发展，这些虚假信息容易给人造成混乱，容易让人选择错误。这时候要提高自己的甄别能力，在面对众多的信息时要进行挑选，不然一不小心就掉进了虚假信息的陷阱中。

第二，找这个领域最专业的人进行学习，要看重培训机构的师资力量及其专业性。心理学有很多的流派和不同的方向，精神分析、行为主义、人文主义等，自己对某个专业方向感兴趣，可以找这个领域最专业的老师进行学习。比如在沙盘学习领域，比较专业的有申荷永老师；在团体辅导领域，比较专业的有樊富珉老师；在积极心理学领域，比较专业的有彭凯平老师；在精神分析领域，比较专业的有中德班；在 NGO 组织运营领域，比较专业的有台湾的张德聪老师。

第三，培训机构是否合法。这个培训机构在网上能否查得到，是否正规，是否具有培训办学资质，是否有自己的网站、办公场所等，培训机构的企业文化是如何的，与你的个人价值观是否相符，办学时间多久，它的发展历史如何……了解培训机构的这些信息有利于你更全面的把握，有利于自己进行判断并且选择。

选择不合法的培训机构不仅浪费了自己的金钱，而且还浪费了自己的时间，更可怕的是让你接受错误的观念，影响自己的一生。这样的非法培训机构为了牟取暴利，不惜铤而走险触犯法律，不仅对自己无利，还危害整个社会。

第四，考虑性价比。一般人们在选择一个机构的时候会综合考虑，会更倾向于选择那些性价比高的机构。质量过硬，价格合适，符合自己内心的预期，能让自己在培训中有收获。在心理学这个行业，有的时候越便宜往往越好，很多大师和专家愿意将自己所学的内容教给热爱学习的学生。

我们学心理学，参加课程培训不要多，但要最精最好。要找这个领域最好的老师进行学习，他们不知不觉就会影响到你。像我认识的张粹然老师、钟年老师、张掌然老师、 顾海根老师、杨鑫辉老师等，他们给了我很多帮助，让我成长了很多。我跟着他们学习，他们的人格魅力也影响了我。

一个咨询师想要成长，提高思想觉悟，可以多参加学术会议，开阔视野。商业性的会议不仅价格昂贵，而且真正的心理学大师人数还有限，最好不要参加。学术型会议比如华人心理学大会，不仅心理学专家人数多，都是一些高校的心理学博士、教授等，而且有自己的学术成果与见解，他们愿意与他人交流分享自己的观点。

多参加学术会议能够与学术界进行交流，能开阔视野，启发灵感，增长见解，鼓舞人心。短时间内倾听大量的学术报告可以快速了解本领域及其接近领域的学术前沿，了解行业动态，了解研究者的研究成果，知道大家在做什么，大家做到了什么样的程度，这些研究成果的意义与价值等。

参加学术会议是一种学习、一种成长、一种观摩。集中地听取他人的研究报告有利于激发自己的研究灵感，各种思想不断地碰撞，这有利于开拓我们的研究思路。在学术会议上汇报、分享自己的研究成果，经过想选题、做 PPT、汇报到会后讨论这些流程也是对研究结果阶段性的总结，可以让同行提出建议，今后要怎么做，往哪个方向去努力。参加学术会议，听别人的报告，看别人的成果，也是认识自己、评估自己的过程。听到优秀的报告能认识到自己的不足，看到自己的差距，确立今后努力的目标。作为一名心理学工作者，我一直在吸取新的思想，不断丰富自己。

培训机构的选择要符合自身的成长路径，不能人云亦云，我们需要分析各方面因素来进行选择。在面对外界的诱惑时要保持理性，信息爆炸的时代理性显得更为重要。问问自己的内心，自己真正想要的是什么，根据自己的内心来寻找自己想要的东西。很多人会说，我根本就不知道自己想要什么，我不知道该怎么选择。这就需要时间让自己不断尝试，在这个过程中找到自己想要的，时间是最好的检验方式。

在我的心理咨询成长之路上，就一直在寻找该行业该领域中专业的人进行学习。在跟着这些老师学习的同时，我也受到一些同行对我的关照与帮助。我在学习之后就着手实践，进行练习，在实践过程中老师也会指导我，让我了解自己的不足并予以改正。我就是这样一步一步地学习、实践，学习后就去做，不拖拉，在做的过程中发现问题。当初我学习团体心理培训就是这样的过程。

2006 年，我参加了樊富珉老师在北京开的第二期团体培训班，培训结束后的第三天，我就在当地开了一个 50 人的团体心理体验班。在参加完培训两个月之后，我就组织了华南地区首届团体心理咨询培训，将我学习到的技术分享给那些想带领团体的人。那一次培训总共 4 天，包括“坐着吹大风”“空椅子”“成长三部曲”等内容，这些技术大多是在北京跟着樊富珉老师学来的。这就是我的学习方法，学以致用，将学习与应用结合起来。

很多人会说自己看了很多书，学习了很多课程，但自己没有成长起来。大家想一想，自己学习到的东西是否在使用，有没有改变自己的生活？是不是学习了就忘了，没有与自己的生活相结合，学习的知识与自己的生活与工作是脱节的？王阳明先生主张知行合一，内在的知识与人的行动要统一起来。比起学以知，更重要的是学以用，学习与实践相结合，更好地服务于实践。

解梦是算命吗

一个人生命中有1/3的时间都是在睡眠中度过的，睡眠的时候你的肌肉处于“良性麻痹”的状态，你的大脑会产生很多活动，于是就会做梦。

著名的心理学家弗洛伊德的著作《梦的解析》想必很多人都听过或看过。大家对解梦比较感兴趣，但是对梦还是有些误解，比如有些人会认为解梦是算命。梦是在睡眠中某一阶段的意识状态下所产生的一种自发性的心理活动，解梦与算命是不同的。

中国古代就开始了对梦的研究，但是对梦的解释主要都是唯心主义的，认为梦是神灵来传达旨意。那时候的梦被蒙上了一层神秘色彩，比如“黄粱美梦”“庄周梦蝶”等。当时人们对梦这种现象是不了解的，他们以自己的理解来对梦进行解释，这样的解释带有个人主观色彩。

古代有关梦的言论与民间的有神论有关。民间认为，一个具体的人由两部分组成：一个是肉眼看得见的物质自我，另一个是肉眼看不见的精神自我，即人的灵魂。一个正常的人这两者是协调统一的，而不正常的人这两者是混乱的，不协调的，没有统一起来。民间认为，一个人生病了可能就是魂丢了，一个人做梦了就是魂在活动，一个人去世了就是灵魂离开人的身体而存在于物质世界之外，比如天堂或者地狱。

在中国殷商时期的甲骨文中，就有用梦卜吉凶的记载，历代史书中都有通过梦预言吉凶的记录。《左传》中记载，宋景公死后，得和启两个人争夺王位。得梦见启头向北躺在卢门外边，而自己变成一只乌鸦站在启的身上，嘴放在南门上，尾在桐门上。于是得认为，他的梦好，象征着他将成功地继承王位。后来他真的被立为宋的君王了。得为什么认为这个梦好呢？是因为中国古代有释梦理论认为，“头向北躺着，代表死；在门外，代表失去国家”。所以启会失败，得则“南面为王”，而且控制着各个城门，自然得应该成功。

现代的实验研究打破了人们对于梦的神秘解释。研究者发现梦是人的精神下意识的活动，这种活动是非常复杂的，又是片段与混乱的。科学研究表明梦的内容与人们清醒时的意识活动有关，比如“日有所思，夜有所梦”，睡眠时出现的内容可能是人们在清醒时所想的一些东西，梦的内容可能是人们出现的想法，人们白天所想的东西可能会出现在晚上的梦中。梦境的内容与梦者清醒时所关心的事情之间有极大的关联性。例如，采用经验取样法的研究发现，相比于男孩，女孩更多想到两性的朋友，而不仅仅是和自己同性别的朋友。有些内容可能与现实中出现的刺激有关，比如床的软硬，衣服的多少等。

梦是一个人与自己真实的内心对话，向自己学习的过程。梦是具有功能的，第一个功能就是预测功能。中国古人非常喜欢占卜，凡事都要看预兆。以前的占卜方法很多，有的用龟甲，有的用蓍草，有的用铜钱，也有的用梦。《汉书·艺文志》里记载，“众占非一，而梦为大”，在占卜结果不一样的时候，以梦的结果为准。在日常生活中我们也会梦到发生一些事情，一开始我们还不相信，但是最后发现真的是那样。美国总统林肯有一次做了一个梦，在梦里，他听到哭声，就推开房门走下楼，发现在白宫的东厅放了一具棺材，他想看看到底是谁的尸体在里面，上前一看发现是自己的尸体躺在棺材里。他在梦里喊着："你们要干吗呀，我就在这里呀！"喊着喊着就把自己给喊醒了，林肯的妻子听到丈夫的喊叫也醒了，林肯跟自己的妻子说了这个梦，几天后林肯就被刺杀了。

梦具有生理预警作用。有时候人们没有发现自己的身体出现什么问题，身体上也未出现什么明显的疾病症状，但潜意识可能会通过梦来告诉我们这个情况。比如一个人梦到自己的肝脏疼痛，那很有可能肝脏出现了问题，这就是提示人们要去医院进行肝脏的相关检查。

梦还有一个功能是提示功能。白天人们苦思冥想的问题没有头绪，思考进入死胡同，晚上入梦之后会得到提示。梦有时候就像智者一样给你指引，在你意识看不到的地方将你要的东西推到你的面前。1869 年，门捷列夫在思考元素与原子量之间的关系，想了三天三夜，非常疲倦，就趴在办公桌上睡着了。醒了之后他非常兴奋地告诉朋友，他梦到了元素周期表，并且在梦中都排列好了。最后他只修改了一处。

梦还有表达内心的情感、愿望、价值、期待的功能。有些愿望、期待、价值在现实中是不敢表达出来的，它借助梦这种形式进行表达。在表达过程中，它能释放我们心理上的压抑。梦能修复我们的一些创伤。梦是人潜意识的显现，梦里面出现的内容有些是有象征意义的，我们要弄清楚那些意象表达的深层含义。

梦在一定程度上还能宣泄情绪。我们生活在一个充满规则的世界中，在真实世界里，我们的行为受到道德规范的约束，不能表达自己的一些负面情绪与感受，例如对父母的不满、抱怨等。这部分情绪被压抑到潜意识里面，日积月累后在某个诱因的刺激下会出现在梦中，起到了情绪宣泄的作用。

我们的梦有时候罩了一层纱，不是那么容易看出含义来。作为一位解梦者，首先我们要知道梦的原理，梦的内涵以及梦的功能。其次，要了解心理学中的文化符号，梦的文化，这样就大概知道梦中的内容代表的含义。比如太阳代表希望、光明、温暖，月亮代表温柔、爱。

我之前做过一个梦，梦见自己和一个男人打架，那个人的样子在梦中比较模糊，我也记得不太清楚了。我跟那个人一直在打架，持续时间比较长。我用石头砸，后来又用火烧，用了很多方法，最后才打赢他。在火烧的过程中，跟我打架的那个人被烧死了，但也殃及了另外几个人，有的被烧死了，有的被烧伤了，脸也烧变形了。这是梦的前半部分，跟那个人打架的过程我很纠结，内心很焦灼。

后来我就逃到了山里面，大概住了两年后，我隐隐约约地听到以前被我殃及烧伤的那两个人要去告我，而我也良心发现准备去自首，去承担我的责任。不一会儿，我就出现在外面，一直问周围的人警察局在哪，我要报警。所在的地方正在开演唱会，有很多人，一个便衣警察在维持秩序，我就听到别人跟我说那个人就是警察。我找到那个人，问他："别人说你是警察，你把警察证给我看看，我要报警。"那个人就把他的警察证给我看了，然后我就跟他说我的事情。但是这个警察一直没有通报上去，我就特别担心，要是被烧伤的人告我的话，那我就是逃犯了。所以我就自己打电话给110，最后我就坐牢了。

坐牢了之后，我的心理活动就发生了变化。我想："现在什么都不用想了，不能跟别人一起追逐热闹了，只能自己与自己相处了。"这时，以前的很多东西反而放下了，那些名利、金钱、地位我就不再追逐了，之前生活中的一些恶习也在监狱中改变了。我在监狱接受改造，踏踏实实做事，规律地生活。

我也想到自己这样的行为会给亲人和身边的朋友造成很大的困扰，他们要付出很大的代价。外界的评价会让他们承受压力，我是否太自私了？我是否要写封信给亲人，告诉他们事情的缘由？这封信可以张贴出来，告诉社会事实真相是什么，澄清一些东西。这个过程我很纠结，我想了很多，一直在挣扎，最后就醒了。

关于这个梦大家有什么想法呢？可以一起来试着解解这个梦。解梦主要是两种情况，一种是对现实梦境的心理现象的分析，另一种是主观的投射。在这个梦中，杀死的不一定是别人，也有可能是自己，内心欲望的自我。这种欲望自我主要代表两部分：一部分是自己本能的一些习性，比如脾气、不良习惯、不规律的生活，或者做一些自虐性的行为，有损自尊的行为等；另一部分是现实中的欲望，比如名利。以前回老家就有这样的感觉，当你获得比较高的成就时，别人对你投以认可，你就有点沾沾自喜了。但是自己对于这样的感觉会有点惶恐，自己内心也会有所察觉。

一个是自己本能的欲望，一个是在现实社会中追求价值的欲望，这两个欲望结合起来就是自己想杀死的那个自我。为什么我会想要杀死这个自我呢？在我的内心还有另一个自我。在现实生活中的自我与内心真实的自我是不协调的，两者是有冲突的。杀人可能意味着想打击自己现实中的一面，想去反抗现实中的那一面，梦中杀死的就是现实中的自己。我将杀死的那个自我称为欲望自我，坐牢的那个自我称为良知自我，良知是人性中善的部分，是美好的我。平时的我是受欲望自我支配的，被他裹挟着向前。

杀人是个破坏性的行为。我把欲望自我杀掉了，这同时殃及了一些其他人，这些人可能代表着在自己身边的人，跟自己有共同意志、想法的人，一起共事、有共同追求的人，他们要去揭发我，去找那个欲望的警察，告诉他："韦老师杀死了欲望自我，他不忠于我们，放弃了与我们共同维护欲望的自我。"

我在梦中最后拨打了 110，选择自首，就代表内心自我战胜了现实自我，让自己行动起来了，这时候潜意识占了上风。在进监狱后自己经历了一番挣扎，内心自我与现实自我又出现了矛盾。一方面自己想追求那些现实中的名利，一方面又放下了，内心深处的自我向往规律的生活，追求自由。进入牢狱中虽然失去了名利，不再为名利拼搏，反而获得了自由，不为任何人而活，自己与自己对话。在牢中看似不自由，但是自己的内心是自由的。原来在社会上的我看似自由，但是会被自己的各种身份所控制，内心是不自由的。

自己内心有冲突，是一个与自我进行较量的过程。在梦中的我本来准备找那个警察报警，但是发现不行，还是自己选择拨打 110 自首。这说明成长是要靠自己的，靠不了别人。自己寻找到自己成长的那个"点"，别人的帮助才有意义。遇见内心的冲突需要认清自己真正想要的，要合理安排自己的欲望自我，比如不要迷恋对名利的追求，不要执着于它，不要受到它控制，要正确对待它。人际关系也是这样的，你不执迷它，只是跟它相处，就不会受它的控制。一件事情不要执迷其中，而要解决冲突。这个世界的事情并不是非黑即白，而是要坚持追求心中的良知，追求自由的自我，追求生命的高度。

旁人的误解让我伤心

一提到心理学，你会想到什么呢？下面列举一些场景。

1.“你是学什么的啊？”“我是学心理学的。”“那你知道此时此刻我在想什么吗？”

2.“你是学心理学的啊，那你来给我算算呗。”

3.“你会催眠吗？”

4.“学心理学的没有烦恼吧？”

5.“学心理学的都是心理有病的吧！”

6.“心理学就是心理咨询吧，你给我做个心理咨询吧！”

对于心理学的这些误解你觉得熟悉吗？你是否经历过这些呢？当你碰到这些的时候会怎么样去回答呢？

当你告诉别人你是学心理学专业的，他们就会问你：“你能猜透我现在心里正在想什么吗？”在人们的印象中觉得心理学就跟算命的差不多，能够洞悉你的内心，知道此时此刻你的内心活动。其实内心活动具有非常广泛的含义，包括人的感觉、知觉、记忆、思维、想象等，并非是人在某种情景下的所思所想。心理学并不是大众所想的那样知道人们此时此刻的心理活动。

当你谈到自己学习心理学，别人就会问你会催眠吗。很多人对催眠术很感兴趣，觉得它很玄妙，原因之一可能是弗洛伊德的误导。弗洛伊德是著名的心理学家，他在心理治疗中使用过催眠术，很多人就会认为心理学家就会催眠术。另一个原因可能受到心理电影等作品的影响，比如《催眠大师》。人们总是将催眠与心理学家联系在一起，实际生活中并不是那样的。催眠术并不是每一个心理学家必备的技能，它是精神分析心理学家在心理治疗中所使用的方法。在实际工作中，很多心理学家是使用不到催眠术的，不同的心理学派所使用的心理技术方法也不一样。

学习心理学的人没有烦恼，真的是这样吗？学习心理学的没有情绪，怎么可能？每一个个体都有烦恼与情绪，只是在面对自己的烦恼与情绪时，心理学家比一般人更能调控好自己的情绪。管理好自己的情绪，让情绪得到疏通，不在一种负面情绪里停滞不前，不让负面情绪产生不好的结果，认识到负面情绪的正面意义。咨询师会找到方法来调节自己的情绪。

学心理的都是心理有病吧？真的是这样吗？人们认为有病的才学心理学，这种误区是怎么产生的呢？在现代社会压力下，人们多多少少会有一些心理疾病，只不过程度不同。每个人都有自己的一套应对系统，就像人感冒了不吃药也会好，但是有时候问题超出人们的承受范围，人就容易患上心理疾病。以前，人们有心理疾病，但是找不到合适的人与场所进行咨询治疗，所以这些人就进行自救。一部分人就去参加心理咨询师考试，自己做一名心理咨询师。咨询行业经常说“自助助人”，有时候咨询师是“助人自助”，在帮助别人的过程中帮助了自己。

“你学心理学的，那你肯定会做心理咨询呀，你给我做一个心理咨询吧。”在生活中遇见一些人，听说你是学心理学的，就会让你给他们做心理咨询。在他们的观念中只要你是学心理学的，就会做心理咨询。他们不知道心理咨询中会发生什么事情，也不知道心理咨询会把自己置于什么样的境地，他们不一定能承受心理咨询的结果。心理咨询是心与心的交流，熟人之间是不适合做心理咨询的。

心理学起源于德国，发展于美国，中国的心理学起步比较晚，加上心理学的神秘色彩，人们对于这个学科有很多好奇。

作为一名从事心理学很多年的心理咨询师，我深有体会。我也一直致力于让更多人因为心理学而受益的事业。但大众对学心理学的有很多误解，这些误解是怎么来的呢？主要是这门学科的科学普及性不够。心理学是一门科学，它主要研究人的行为与心理活动。著名的心理学家艾宾浩斯曾说过："心理学有一个漫长的过去，而只有一个短暂的历史。"1879 年，冯特在德国莱比锡大学创立了世界上第一个心理学实验室，标志着科学心理学的诞生。心理学之前隶属于哲学，孕育于哲学中，从 1879 年开始正式脱离哲学。心理学在我国的普及还不够，大家对它很好奇，认为学心理学的人能看穿人心。人们会在一些影视剧或者电影中了解到心理学的一部分知识，但是有些是夸大的，比如催眠、读心术等。还有人会通过一些心理学书籍去认识心理学，但是有些书籍的内容并不是真正的心理学，在这样的情况下人们对心理学的认识就是片面的。

我国在心理学科普方面做得还不够，人们认为它神秘，是因为人们对它不了解。大众宣传力不够，人们就认识不到真正的心理学是什么样的。心理学比较年轻，人们都对行为解释有一套自己的理论，大家都有自己的看法，难以统一起来。大众习惯于用一些世俗的智慧来解释人类的行为，而不愿意用科学心理学去解释人类的行为。因为人们喜欢简单明确的答案，比如人们用星座去解释人的性格，而不愿意从遗传与环境的交互作用角度去理解。

按照规定，各个地方的科协都有科普宣传任务。我的家乡阜阳，在阜阳心理学会成立之前，那边的科协人员并不觉得心理学是需要进行科普宣传的，即使认识到了，科协也找不到合适的人去进行宣传。社会上的人从事心理咨询工作的就凭借自己的行为去宣传，而没有想到通过主流渠道去宣传。比如让当地的心理学家进驻当地的电台，再配合科协的科普宣传，这样正式的声音发出来，大家就会对心理学有更多的了解。一开始人们不知道心理学，听了几次后就会慢慢了解。还有些人知道的心理学是有误区的，他们并不清楚那是什么，就凭自己想象去定义，但是这样的想象不完整，有些内容可能还会有些混乱。心理学书籍的普及、电台节目的普及会让人们从正规渠道认识到心理学。

在心理咨询行业，咨询师的培训体系不够健全，大部分没有心理学背景的人都能进入这个行业，直接考取一个心理咨询师证书就可以持证上岗了。这给咨询行业的整体形象带来负面影响。很多人一上来会问："你是几级心理咨询师啊？"人们仅以咨询师的级数来判断你的能力，而现实情况是有一些二级心理咨询师也不一定就能做心理咨询，他没有做咨询的经验与实践。这个行业的自律本身不够，考试在一定程度上并不能鉴别出有实践能力的咨询人员。

对于心理学的误解是因为行业的科普做得不够，是观念的原因，也是行业本身自律的问题。随着一些问题的出现，大家对心理健康越来越重视。社会大众需要对这个行业有正确的认识，这个行业需要不断地自律。

2017 年 9 月 12 日，国家取消了心理咨询师的职业职格证书，这也是行业自律的一步。取消心理咨询师职业资格证书并不是取消心理咨询师这个职业，而是对这个行业进行专业化规范，改为用人单位、行业组织按照岗位条件和职业标准开展自主评价。这样做能整顿行业内良莠不齐、鱼龙混杂，很多拥有心理咨询师证书的人还不能进行专业心理咨询的现象。这个行业需要真正能进行心理咨询的专业人士，而不是那些拥有证书的“非实力派”。在这个专业化的时代，培养能够承担心理咨询专业工作的“实力派”才是王道。心理咨询这个行业不是仅仅取得一个证书就行了，还需要你不断进行学习与实践，不断提升自己的专业技能。

这些年我一直在做心理学科普工作。大众对心理学的误解不是一下就能消除的，但是我们一直在这条路上行走着。我们致力于心理学的科普，让更多的人认识心理学，学习心理学，让更多的人因为心理学而受益。

本土化与西方思想，如何取舍

1879 年，科学心理学诞生。在科学心理学诞生之前，有没有心理学呢？其实是有的，西方称为心灵哲学，中国也有一些本土的心理学思想。传统的中国本土化思想中包含一些现象，有一定的规律，但是没有科学的方法进行验证。它不像现在的心理学研究方法，经过现代科学心理的研究范式进行论证，但这种思想一直引导着中国人的行为方式。

中国的本土化心理学思想是人们在发展过程中的心理活动规律与行为现象的呈现，是从古至今人们的思想汇聚而成。在我国的文化中有很多的心理学规律与现象，国学中涉及很多心理学的内容。

在中国古代是没有心理学这个学科的，我们所谈及的心理学是从西方传过来的。大概在明末清初，传教士带来了他们国家的一些学术思想，这就是所谓的“西学”。当时的传教士著译了不少书籍，包括反映西方古代和中世纪的心理学思想的作品，如毕方济等人的作品。那时候国人接触的不是心理学整个学科，只是心理学的一部分知识。这也是由传教士决定的，他们是传播者。

在西方心理学传入中国之前，汉语中是没有“心理学”这个词汇的，我们只是将中国古代的思想家如老子等人的论述称为心理学思想。正如著名的心理学家高觉敷先生所说：“我国古代思想家的心理性命之说是心理学思想，不即等于心理学。”在中国历史上产生了一些心理学思想的知识，但是没有形成心理学这门学科。中国现代的心理学是中西两种学术思想结合的心理学。在科学心理学传入之际，中国正经历着巨变，中国的传统学术与西方学术相互影响，形成了现在的心理学。近现代一些杰出人物没有局限于学科，他们还不是专门意义上的心理学家，但是他们确实研究和讨论过心理学方面的问题，这些成果对我们研究心理学有很多借鉴意义。

中国近现代出现了一批杰出人才，如梁启超、蔡元培、王国维、孙中山、鲁迅、梁漱溟、朱光潜、潘光旦等。这些人不仅学习了西方的心理学知识，同时依靠自身的中国传统文化素养，将这两种学术相结合，产生了一些融合中西方的心理学思想。例如梁启超在历史研究中对群体心理的重视以及心理学方法的倡导，梁漱溟从人心和人性角度对心理学性质与体系的反思，朱光潜对文艺心理学的开创性研究以及对变态心理学的介绍，等等。在这些人的努力下，心理学研究不断往前发展。

近 20 年来，中国一批致力于本土心理学的心理学家在中国文化心理学方面取得了很大的成绩。一些台湾的心理学家在西方学习心理学后研究中国人的心理规律与现象。一开始他们运用西方现代心理科学的研究范式去研究中国人的心理，后来发现不对劲，然后这批人探索出符合中国人的心理规律和文化现象的心理学研究方法，台湾的杨国枢先生、黄光国先生等人一直在探索适合研究中国人的方法。在文化心理学研究方面，我跟随学习的钟年老师就是研究文化心理学，中国人的心理、著作、任务以及意见的。

中国国学是讲如何做人的，如何成为一个人。这里面谈到个人内心的塑造，人格的塑造，个体与外部环境的行为范式的规范的塑造。中国人自古以来就有一套如何让自己成为一个人的理论体系。在这个体系中，个人心理与人格的成长是有一套方法的，比如儒家谈到修身、齐家、治国、平天下，个人规划、价值观与理想是有自己的思想体系的。

实验的方法使心理学思想成为心理学学科，并以此构建了以西方心理学为基础的心理学体系。科学研究让我们更能够了解心理机制与规律。比如一个人的攻击行为，骂人的原因是什么，可以运用一些工具进行测量，了解在事情发生时他的情绪状态、内心需求是什么。以前人们要满足物质需求，要吃饱穿暖，但是现在物质得到极大丰富，人们不仅要满足物质需求，还要满足精神需求，人们追求高层次需求的满足即要回归到心。孔子主张“不学诗无以言，不学礼无以立”，不学《诗经》在社会交往中就不会说话，不学礼仪在社会上做人做事就难以立足。这些社会规范满足了社会心理需求。

中国的心理学是从西方传过来的，那么西方的科学心理学是如何发展起来的呢？西方的心理学有两个主要思想来源：一个是哲学中的心理学思想，另一个是科学中的心理学思想。科学心理学的诞生就是这两者进行结合的结果。心理学主要是研究人的内在心理活动与外在行为表现的科学。在 1879 年之前，科学的西方心理学有两条发展线索，哲学心理学的思想发展以及 19 世纪的生理心理学的研究。在 1879 年科学心理学诞生后，西方心理学的发展表现为心理学流派的产生与发展。

西方的心理学界普遍认为，心理学最早起源于两千年前的古希腊。当时的哲学家如柏拉图、亚里士多德等人站在哲学的角度和层面对人的心理变化活动进行分析与研究。当时原子论心理学思想的主要代表人物有泰勒斯、赫拉克里特，他们主要用自然物例如水、火等来解释人类灵魂的起源，用元素不同的比例构成来解释性格的差异，坚持灵魂与肉体的不可分割性。柏拉图坚持理论的心理学思想，他将人分为灵魂和身体两个层面进行研究。亚里士多德坚持生机论心理学思想，坚持灵魂与身体的不可分割性，将灵魂视为活跃的生物的一种表现，他具体讨论了人类的情绪、梦、睡眠、记忆等心理问题，还提出联想三定律。

1879 年，冯特在德国莱比锡建立了第一个正式的实验心理学实验室。当时他将自己的兴趣从躯体问题转移到了心理问题，希望理解感觉和知觉的基本过程及其简单心理过程的速度。在科学心理学建立以后，不同的心理学家开始对心理问题进行研究。这时候不同的流派开始发展起来。心理学的主要流派分为构造主义、机能主义、行为主义、格式塔心理学、精神分析学派、人本主义心理学、认知心理学等。

冯特考虑到化学方法可以分解各种物质，那么心理学可以通过实验方法分解出心理的基本元素。冯特用实验的方法来分析人的心理结构，因此冯特的心理学被称为“构造主义心理学”。构造主义心理学主要研究意识结构，认为意识的内容可以分解为基本的元素。构造主义学派主要采用了内省法，即由个体系统地检查自己有关特定感官经验的思维和感受，了解人们的经验要靠被试者自己对经验的观察和描述。

构造主义心理学主张研究心理学的结构，机能主义心理学主张研究心理学的功能，两者都是主张研究意识。机能主义心理学的创始人是威廉·詹姆斯。他认为意识就像“水流”一样是不断流动的，并将这称为“意识流”。他还认为心理学研究不仅仅在实验室进行，还要考虑人如何调整行为来适应不同环境的变化。

行为主义的代表人物有华生、斯金纳等，认为心理学是一门科学，要观察可观察的行为。行为就是有机体用来适应环境变化的各种身体反应的组合。

格式塔心理学的主要代表人物有卡夫卡、韦特海默等。格式塔心理学强调整体的观点，并看重各部分之间的综合。

精神分析学派的主要代表人物有弗洛伊德、荣格等。弗洛伊德认为人性本能是人的心理的基本动力，将人格分为本我、自我与超我。通过自由联想、催眠法来解决人们的心理问题。人本主义的代表人物有马斯洛、罗杰斯等。人本主义重视人的独立性，认为人是一种自由的、有理性的生物，具有个人发展的潜能。人的本性是善良的，具有自我实现的需要。

认知心理学的主要代表人物有奈瑟、西蒙。认知心理学认为人是进行信息加工的生命机体，人对外界的认知就是信息进行加工、编码、操作、提取、使用的过程。认知心理学就是研究人类认识的信息加工的过程，提供信息加工的模型。

钟年先生提出“迈向人民的心理学”观点，在西方科学心理学的影响下，审视中国自身的传统的心理学思想，要将西方心理学与中国的传统心理学相结合，探索出适合中国人的心理学。在研究方法上要进行创新，张春光先生指出：“基于对人性的全面认识，今后的科学心理学在研究方法的选择上，自应调整以往偏重客观、量化及控制实验等狭隘的科学方法取向，而采用多元取向、配合人性的多层面去选择设计适当的方法。”心理学的发展研究要多元化，符合中国的现状，要适合中国人。

儒释道三家，思想大汇聚

中国儒释道三家文化有各自的思想体系与发展历程。儒释道三家是中国传统文化的主体，有人认为自伏羲氏画“八卦”开始有了儒教，自老子著《道德经》开始有了道家经典，自张道陵修道青城山开始有了道教。自汉哀帝元寿元年，大月氏王使伊存来汉向博士弟子景卢口授《浮屠经》，这是佛教最早传入中国。儒释道是中国传统文化的重要组成部分，三者之间互相融合与斗争，互相吸收借鉴，共同发展，形成了现在的儒释道文化。人们以儒治世，以道治身，以佛治心。三者相辅相成，相得益彰。

儒家学说也称儒学，起源于东周春秋战国时期，那时候与墨家、道家、法家等共称为诸子百家。孔子创立了儒家学派，“仁”是孔子思想体系的核心，如“仁者爱人”“己所不欲，勿施于人”等。儒家认为无论人性善恶，都可以用道德去感化教育人。这种教化方式是一种心理上的改造，使人心向善，让人们有耻辱之心，而无奸邪之心。这是最彻底、根本和积极的方法，断非法律制裁所能办到。儒家把“仁”作为最高的道德原则、道德标准与道德境界，把整体的道德规范集于一体，形成了以“仁”为核心的伦理思想结构，它包括孝、诚、悌、智、忠、礼、勇、廉、温、恭、良、耻、让、敏、惠等各项内容。其中孝悌是仁的基础，是仁学思想体系的基本支柱之一。

孔子还提出“中庸之道”。关于“中庸”，北京大学教授、著名学者张辛博士认为“中”是适合，“庸”是按照适宜的方式去做事。按照适宜的方式做事就可以长久，就是善。“中庸”的核心是礼乐文化。儒家还提出“修身、齐家、治国、平天下”。

在政治思想方面，孔子主张“仁”与“礼”。在治国方略上提出“为政以德”，主张用道德和礼教来治理国家。在教育方面，孔子提出“有教无类”，认为每一个人都有受教育的权利，在学习实践上提出“因材施教”“循循善诱”。在学习中要学会“温故而知新”“学而不思则罔，思而不学则殆”。学习要多思考，态度要端正，“三人行必有我师焉”。儒家文化重视因材施教，重视教育、尊重人才，鼓励人们追求知识。孔子创办私学，让更多的人有机会学习到知识。

儒家的思想价值观为仁爱。如果人们能做到内心克己复礼，就能做到“无欲则刚”的道德仁义之心。此道德仁义之心就是恪守道义，以万民之心为己心，以社会安定为己任的奉献精神。

道家学说起源于春秋战国时期，主张世界万物和人类社会总是在不停地运动着，变化着，“道”是其基本法则。“道”是宇宙的本源，也是统治宇宙中一切运动的法则。《道德经》说：“人法地，地法天，天法道，道法自然。”这就是对“道”的具体阐述。

老子是道家的创始人。在政治上主张无为而治。老子认为，“知其雄，守其雌，为天下谿。为天下谿，常德不离，复归于婴儿。知其白，守其黑，为天下式。为天下式。常德不忒，复归于无极。知其荣，守其辱，为天下谷。为天下谷，常德乃足，复归于朴”。老子的“知其雄，守其雌”“知其白，守其黑”“知其荣，守其辱”是一种退一步海阔天空的哲学思想。

道家无为而治思想包含尊道贵德，自然无为，柔弱不争，仙首贵生，清静寡欲，善待万物，利人济世，天人和谐，顺其自然，返璞归真，天道承负，善恶报应等方面，它的内容是建立在以道为核心的理论基础之上的，并将无为的思想贯彻于各项内容之中。“无为”的思想是道家思想的核心与主要内容，并在社会中发挥着重要作用。

道家的思想价值观是清静无为，如果人们能做到内心清静寡欲，无欲无求，就能做到知足常乐，随遇而安。此清静无为就是懂得顺势而为，与天地同体的道德心，这也是道家的天人合一的思想。道家追求顺其自然，无为而治，认为自然界有它自身所拥有的一套平衡系统，要尊重自然界的规律。

释家是佛教的别称，起源于古印度，在西汉时期由印度传入中国，魏晋南北朝时期佛教盛行。它宣扬“灵魂不灭”“生死轮回”“因果报应”，为老百姓找到一条精神解脱的道路。它的核心理念是“博爱，禁欲”。研究人与社会的关系，行为过程称为修行。

佛教非常看重心性，也就是修养。佛家有七个字：“见性、救世、通万有。”看见自己的心性，向内观看自己，照看自己。你内心要有一盏灯，照亮自己，你自己要了解自己是个什么样的人。佛家的修行有三步：“戒、定、慧。”戒就是有所不为，不能杀生，不能说谎话，不能做坏事等；定就是不为外物所扰，即使泰山塌下来，也不为所动；慧就是戒与定做好了慢慢地产生智慧。如果戒与定做不好，就难以达到慧，那就要先慢慢修炼戒与定，再朝慧这个方向去。

佛家的思想价值观是无得心，心无所得，无我无私，奉行诸善，利乐众生，具有平等思想和慈悲思想。佛家文化偏向于唯心主义，相由心生，强调心灵的纯净，认为心灵纯净，所看的世界也会变得纯净。

佛家的精髓是博爱、禁欲。人们要想在下世享受，这辈子就要积累好因、好德行。博爱是一种大爱。佛教认为“一切皆空”，不是说什么都没有，而是说一切都是相对的。有因才有果，果依因而生。一切事物都是“因缘和合而生”，皆是空相。

在个人修养方面，三家的说法不同，但是与人为善的精神是一样的。儒家主张“修身、齐家、治国、平天下”，道家主张“养生、遁世、穷万物”，佛教主张“见性、救世、通万有”。

儒释道都重视人的修养，重视理想人格的实现，三者以不同的方式表现了对人的价值的关切。儒家提倡在现实世界成就高的道德境界，以积极的入世精神实现人生价值。道家重视人的个体存在价值，主张顺应自然，在人与道的合一中挖掘人生命的价值。佛家关心人的生老病死，关心愿望与现实之间的差距所带来的痛苦，在克服欲望、追求境界的过程中体现自己的价值。

无论是儒家提出的“中庸之道”，还是道家提出的“道法自然”，还是释家提出的“众生平等”，他们追求的都是“和谐”的思想。人与人的和谐，人与自然的和谐，人与社会的和谐。这些思想可以净化人们的心灵，让人们面对世间万物更加坦然。儒家之“和”是人伦之和，道家之“和”是天地之和，佛家之“和”是众生之和。而这三者之“和”是为太和，经过长期演化，儒释道三家相互渗透，相互融合、相互同化，慢慢地形成“三教一体”。

儒释道是中国文化的三大精髓，三家智慧各有侧重，对于这不同的侧重，有人用它对应人发展的三大阶段——年轻时、中年时、老年时。

年轻时——儒学

人在年轻的时候，刚走上社会，思想各方面还不是很成熟。此时年轻人面临着很多重大的人生课题。比如为人处世，安身立命等。在这方面，儒家提供的是比较恰当的智慧。年轻人刚走上社会的时候，未经社会的打磨，可能存在着一些缺点与不足，如果没有修养的功夫，容易跑偏，投机取巧，在做有些事情的时候只顾自己不顾别人。这时候就需要自省。曾子曰："吾日三省吾身。"年轻人要及时反省并对自己的行为进行修正。做人的底线是不能伤害别人。孟子说："我善于培养我的浩然之气。"浩然之气，就是刚正之气，就是人间正气，是大义大德造就的一身正气。孟子认为，一个人有了浩气长存的精神力量，面对外界一切巨大的诱惑也好，威胁也好，都能处变不惊，镇定自若，达到"不动心"的境界。孔子言"吾十有五而志于学"，自此一生不辍。王阳明说："志不立，天下无可成之事。"可见立志在人年轻时候的重要性。

年轻人在与外界相处的过程中容易受到外界环境的影响而失去自己的观点，把外界的观点作为自己的发展要则，人云亦云，随波逐流。儒家主张和而不同，即要和气，但是要有自己独立的思想与人格。积极进取，刚健有为，安身立命，担起责任，实现自己的人生价值与理想是儒家的目标，也是年轻人的方向。

中年时——道家

中年人在社会打拼了一些年，已经有了一定的经验与阅历，也有了自己的事业与经济基础，人们开始寻找自己人生的意义。何为真正的人生意义？老子言"祸兮福之所倚，福兮祸之所伏"，庄子言"彼亦一是非，此亦一是非"。是非、成败、祸福都是相对的，都会变化，世间之事没有一定。人到了中年经历了很多是非成败，要试着看淡一些，看透一些。

老子言“人法地，地法天，天法道，道法自然”，顺应自然，则正是道家养生的最高智慧所在。首要的便是要养神，神清则气和，气和则身安，办法就是老子说的“致虚极，守静笃”，返璞归真，清静淡泊。中年人大多焦虑，养神之法，也最为切要恰当。

老年时——佛家

人到了老年历经世间沧桑，看多了是非曲直，这个时候就要学会觉悟与放下。觉悟才能放下，放下就是觉悟，这就是佛家的人生智慧。人到了老年，不要那么计较，要学会沉稳淡定，对于名与利的执着可以放下了。人生有得必有失，为了得到一些东西就会失去一些东西。老年的时候要更加珍惜当下，珍惜时光，懂得去欣赏生活中的美好，心态平和，踏实安然。

中国传统文化主要是由儒释道三家组成的，它们对应人发展的不同阶段，同时三者在一起，互相矛盾争斗，同时又在不断相互渗透、相互融合中发展，从生硬地捏合到有机地融合，从而使不同的思想都得到丰富与提高。它们之间通过内质的交流，彼此的认同越来越高，兼收并蓄。

面对当前的国际形势，儒释道的发展该何去何从？两千多年以来，儒释道不断面对挑战，不断提升，不断突破，不断融合，去适应不断变化的世界。在当下，儒释道三者需要不断地应对挑战，在应对中不断地创新，更好地适应这个社会，不断传承下去，在传承与创新中不断发展。

儒释道的发展需要每个人的努力，我们需要不断地普及以及提高。

在普及过程中要让高深与通俗相结合，同时还需要培养大师，提高深化对儒释道思想的研究，将二者有机结合起来，让儒释道思想顺应现代社会的发展，更加蓬勃。

我要体验，也要督导

作为一名心理咨询师，体验和督导哪一个更重要？我们是如何看待自己的心理体验和督导的？面对体验和督导，我们要做怎样的选择？一些新手咨询师在刚进这个行业时会有很多的困惑与问题。

心理咨询师的个人体验，指的是心理咨询从业者在进入心理咨询行业前或者心理咨询行业后，自己要先接受一段时间的心理咨询、心理治疗或者精神分析。心理咨询师个人要找一位上级的咨询师去做个人体验。比如我预约一位老师做我的心理体验老师，专业咨询师的咨询就叫体验，分为个体和小组体验，心理咨询师的体验主要是围绕个人的成长和完善。

心理咨询师的督导是对长期从事心理咨询工作的心理咨询师和心理治疗师的职业化过程的专业指导。学习者在有经验的督导者的指导帮助下完成心理工作，提高自身专业水平，心理督导也是心理行业的同行们分享临床知识、澄清思路、提升技巧的学习过程。

心理体验与心理督导这两者之间的区别就在于心理体验可以理解为心理咨询师的个人咨询，而心理督导更多的是围绕专业层面。心理咨询师在工作中遇见的困惑等可以跟自己的督导师进行沟通交流。

我比较赞同心理咨询师这种主流的培养模式，就是既做心理体验也做心理督导。心理体验能加快咨询师的个人心理成长的速度。当人们把心理咨询师作为自己的职业，在成为心理咨询师的道路上，我们去找心理咨询专家做心理体验的时候，要观察咨询师的风格，看他适不适合自己。我们在跟这位老师做心理体验的时候能否有机会发现自己的问题与成长的盲点，帮助自己往前推进。体验与一般的心理咨询的差别在于，一般的心理咨询是由于自身遇见问题或者障碍，想解决自己内心的困惑。而体验是专业的心理咨询师要去成长。在平常生活中，有些问题自己是发现不了的，但是在你做体验的过程中，你会发现、认识到自己的一些模式。比如我与团队里的几位系主任一起共事，大家不仅是工作、管理关系也是一个督导与被督导的关系。我们是相互督导的关系，虽然我是一名督导师，但是我在这个团队也接受他们的督导。在这个过程中，大家都获得了一定的成长，对自己有更深的认识，能更深入地去探索自己。

体验的形式有很多。咨询师可以预约一位匹配自己的心理咨询师进行体验。比如之前是学习精神分析学派的，可以找精神分析学派的专家；学习人文主义学派的，可以找人文主义学派的专家。体验的目的是成长自己，推进自身的发展，发现自己的盲区，能更快地了解自己，对自己职业的方向、发展有清晰的认识。

心理咨询师的督导机制也是需要的，心理督导能帮助咨询师成长。心理咨询界有句话：“你能走多远，你才能引领来访者走多远。”因此咨询师的个人心理健康水平是很重要的。咨询师因为个人经验的原因，有时候在咨询中遇见问题，对于咨询案例自己不知道怎么解决，在心理督导中督导师能帮助咨询师进行解答，能跟咨询师一起去寻找原因，并修正咨询策略。比如一个咨询中心的咨询师接到个案，他不能随便接，需要督导师去督导他的案例，看看在这个案例中，咨询师做得好的方面有哪些，有困惑的方面是哪些，还有没有更好的方法来帮助来访者解决心理问题。

我们也可以形成朋辈督导。朋辈督导是由相同知识、能力水平和阶段的同专业从业人员组成的小组。朋辈督导小组定期活动来讨论与个体督导中同样的问题。比如专业中遇见的困难，新的干预技术和解决办法以及工作中遇见的伦理困境。

心理咨询师的体验与督导两者缺一不可，相辅相成。成长是一辈子的事情，心理体验与督导也是长期的过程。在自己的专业成长过程中，我也接受过同行的体验与督导。两者都对我的成长有很大的帮助。

在美国，每一个新手心理咨询师都会有免费的督导师进行督导。督导这样的方式已经有比较长的历史，在医疗与教育行业古代就有督导机制了。心理咨询行业的督导始于精神分析学派的创始人弗洛伊德，他在自家进行每周三的集体讨论。正式的心理咨询督导工作是马克思・埃丁根于 20 世纪 20 年代早期在柏林精神分析学院开始的。1922 年，为了促使培训的标准化，国际精神分析学院采用了正规的标准规定了在督导下对患者的正式工作程序与治疗。督导是经验丰富的心理咨询师对经验不足的新手咨询师的干预。

一开始进行心理督导是为了将精神分析的观念、原理等进行组织化、概念化与规范化，依据一定的理论、概念等结构框架来指导咨询师进行咨询工作。这样的一种督导让新手咨询师的工作能按照一定的程序去开展，有章法可循。在咨询中遇见问题时能做出有效反应，避免无效反应与有害反应。

督导是一种特殊的教学。这种教学不是增加心理咨询师的个人经验，而是为了修正心理咨询师的个人经验。心理咨询师的水平不是随着个案时间的增加就会提高。如果没有接受督导，没有对于个案经验的总结与积累，那些咨询经验就会变成无效经验。没有接受督导的心理咨询经历难以有效提高心理咨询师的咨询水平。

经验性的学习有两个条件，一个是能够清晰认识到是什么导致了自己错误的判断与不正确的选择，另一个是错误出现的时候能够给予正确的反馈。在心理咨询的职业训练中，心理督导能够满足经验性学习的条件。在心理咨询中，接受心理督导能够让咨询师的咨询经验成为有效的经验，提高咨询师的水平。

大家对体验与督导可能会有一些疑惑。例如有些人认为，看书、翻阅文献、参加培训课程就够了，为什么还要进行督导？接受督导是参与培训的重要内容，查看书籍、翻阅文献能够让人们了解这些知识。参加课程能够为团体带领者提供练习机会，积累经验。督导能够为这些提供反馈，在督导过程中，督导师与被督导者都要进行思考。督导师会提供案例干预时的思考与感受，被督导者也能学习咨询的方法与技能。

团体督导与个人督导有什么不同？在没有督导师的情况下，朋辈督导的效果怎么样？个人督导是更有经验的督导师对被督导者的专业成长问题或者个案咨询中的问题进行解答帮助。团体督导是不同的咨询师在一起分享案例，大家各自分享自己的观点。督导师反馈，被督导者了解案例中的问题，在团体中学会如何去带团体。有些地方督导师人数少，朋辈督导也不失为一种好方法。朋辈咨询师之间的知识技能差不多，在咨询中会遇见相同的问题与困惑，大家聚在一起可以进行讨论，解答自己内心的疑惑。

大家在寻找督导师的时候会想应该找什么样的督导师。中国注册心理督导师系统里面有很多督导师，大家可以在里面选择适合自己的。

就像选衣服一样，选督导师也是，不一定要选最贵的，但是要选最合适的、最对的，与自己匹配的那个人。当你遇见与你匹配的那个人，你就会有感觉。当你没有找到那个匹配的督导师，你可以多尝试、多体验，多看看什么样的督导师是适合自己的，对自己的成长是有帮助的。当你寻找到匹配的那个督导师后，要固定下来，不能因为一些问题就放弃。当你的督导师正对你脾气了，你就开心；当你的督导师抓到你的一些痛点，你就想逃避，这是不行的。

心理咨询有其特殊性，当你难受的时候你不想去触碰，但是督导师就紧抓着那一点不放该怎么办？心理咨询效果的评估不能依靠来访者的舒服程度来进行判断，当督导师抓住被督导者的痛点，这正是被督导者需要成长的点。如果督导师不指出来，可能被督导者就不知道自己的这个问题，也可能知道但是自己一直逃避。被督导者要想提升自己就要正视这个问题。督导师与被督导者一起努力，被督导者就可以解决自己的问题，成长自己，让自己的职业生涯更丰满。

我的督导师就是我的妈妈。她能够照见我的很多东西，跟她在一起，我会进行反思。督导师能够帮助你成长，让你照见自己的问题，面对自己的问题，解决自己的问题，所以说督导师能协助你成长。

在心理咨询师的职业生涯中，体验与督导是心理咨询师成长的必经之路。不管是刚刚入行的新手心理咨询师，还是已有一定资历的心理咨询师，体验与督导都是个人成长与咨询路上不可或缺的精神食粮与陪伴。

老师与朋辈，你们在哪里

法国哲学家、作家加缪曾说过：“不要走在我后面，我可能不会引路，不要走在我的前面，我可能不会追随你，走在我旁边，做我的朋友。”在人生路上如果你觉得走得有些艰难，你可以选择一个同伴与你一起。

心理咨询就是这样一条漫长的道路，需要不断汲取养分，慢慢地成长自己。可是在国内的环境下，心理咨询可汲取的养分很少。细致的案例督导是心理咨询师专业成长必需的经历，个体督导是心理咨询师成长最快的途径，然而国内的督导体系还不够完善，在我国心理督导师的注册体系里，注册心理督导师的数量还是有限的，不能够满足心理咨询师的专业发展。我国具备督导能力的督导师相比于接受心理督导的专业人员来说，还是比较紧缺的。

面对这样的现状，我们除了可以进行个体督导，找专业的心理督导师进行督导，还可以寻求同伴的支持。最典型的同伴支持当属朋辈督导了。在当前国内心理督导师普遍紧缺，供小于求的情况下，朋辈督导达到了一种整合资源的效果。

对于大家来说朋辈督导可能比较陌生，那么什么是朋辈督导呢？顾名思义 ，朋辈督导就是同辈心理咨询师彼此之间的相互督导，属于团体督导形式的一种。朋辈督导就是通过这样的督导过程，同辈之间彼此支持，在专业技能上相互帮助，使彼此成为更有效和更有技能的助人者。朋辈督导小组的建立，让这些心理咨询师找到一个不同的方式来解决自己工作中遇见的一些问题。朋辈督导小组是由一群相同知识、技能、专业的人组成的小组，通过定期开展一些活动对心理咨询的一些问题展开讨论。比如自身在心理咨询中遇见的问题，新的心理技术运用过程中的困惑以及心理咨询中涉及的伦理道德，等等。

对于各成长阶段的心理咨询师来说，朋辈督导都是值得推荐的督导方式，是不错的选择。对正处于培训中的心理咨询师来说，同辈的心理咨询师有同样的感受体验与困惑不解，这样为他们提供了支持性的环境以及安心度。这样的讨论让大家彼此都知道原来别人也遇见了这样的问题，并不是我一个人才有这样的感觉。相同的语言与模式以及技巧层次差不多，这些同辈心理咨询师在一起能增强自我效能感与学习动机。对于经验丰富的心理咨询师而言，同辈心理督导小组提供了一个深挖专业技能的机会。同辈心理咨询师在一起能够为一个咨询案例达到的效果提供反馈。心理咨询中遇见搞不定的问题、伦理与专业争论或者对于心理咨询的厌倦感和孤独感等，同辈的建议都是不错的选择。

同辈心理咨询师互相之间能够提供一定的情感支持。在个体心理咨询中，咨询师的心理状态、人格结构会影响咨询师对于来访者问题困惑的判断与处理。在朋辈督导小组中，小组成员能够帮助咨询师觉察到当时没有注意到的一些东西，让咨询师看到一些自己不曾发现的体验。咨询师的能力提升了，个人得到了一定的成长，处理问题的能力也就提高了。督导不仅是专业学习也是一种个人体验。朋辈督导让心理咨询师们提升了专业技能、职业能力、职业认同，同时也提升了自信，增强了心理资本。

通过朋辈督导，小组成员之间的归属感更强，学习动力也更强。通过设立温暖、信任与安全的环境氛围，小组成员畅所欲言，自由谈论，积极表达自身对于咨询案例的看法，通过自我暴露相互获得支持。在这种真实状态下，小组成员获得成长，看见自己，更加了解自己。咨询师们的共情能力也在不断提升，更能体会来访者的真实感受。

朋辈督导这种方式在不断发生变化，互联网时代下也催生了新的朋辈督导形式，即在线朋辈督导小组。这些年互联网在不断发展，人们利用网络进行心理服务的方式显著增加。比较常见的就是在线支持小组。在网络环境下，咨询师对督导的需求与互联网结合起来。研究表明，在线同辈督导小组是一个切实可行的、为培训中的咨询师提供帮助的方法。在这项研究中，参与在线同辈督导让人感觉更舒服，更自信。在线同辈督导的模式以及匿名的方式能让小组成员以更加开放的心态进行。通过网络督导的方式小组成员感觉到困惑的问题得到一定程度上的解答。在现实督导中，有时候成员们会对自己要表达的困惑感觉到有点不好意思，或者害怕受到负面评价就选择不问了。在网络环境下，匿名的形式让小组成员能够表达自己的真实想法，说出自己的问题与困惑。这样的方式不会让成员感觉到尴尬。

站在实用角度上，在线朋辈督导小组这样的方式非常便捷。正在培训的咨询师可以在方便的时间里寻找到自己想要的信息，也可以通过提问来表达自己心中的疑惑。他们可以寻求同辈咨询师的建议。比起之前的督导方式，这种咨询方式更加灵活，也更符合一些咨询师的需求。在一定程度上来说，网络形式的督导弥补了传统督导形式上的一些不足与劣势。比如咨询师害怕被评价的心理，以及羞愧、不好意思、尴尬等心理，不便利的时间以及缺少督导他人的机会等。

朋辈督导既然那么好，那么我们到哪去找这样的朋辈督导小组呢？每个地方的情况不一样，但是也有相似之处。对于传统的朋辈督导，每个地方都有一定的咨询机构，这些心理咨询师可以聚在一起，定期开展活动，讨论个案问题。他们成立一个小组，彼此互相支持，定期聚在一起，可以发展自己的人脉，加强自身对于职业身份的认同。但全国有很多的咨询师找不到督导人员，那么就可以考虑线上的督导，可以在网络上进行招募，符合条件的就在一起进行学习。

那么成立一个朋辈督导小组有什么样的流程呢？在招募朋辈督导小组成员时，需要注意一些什么呢？我们需要招募什么样的成员呢？组成这样的朋辈督导小组需要遵循一些什么原则呢？

成立一个朋辈督导小组，首先需要确定朋辈督导的目的。这个朋辈督导小组是要讨论个案咨询案例中遇见的困难，还是一起学习新的技术；是一起讨论咨询中的伦理道德，还是在一起彼此相互支持；等等。

其次要招募小组成员。不管是线上线下招募，都需要确定人员的数量。一般来说，小组成员是 4 ～ 10 人，人数越多提供的视角越多。这个人数主要根据小组的建立者与报名招募的人员来决定。在招募过程中，人员要进行匹配。要对人员进行面试，面试中要了解咨询师想加入朋辈督导小组的原因、目的，他们想在这个小组中收获什么，在朋辈督导过程中他们想得到什么，他们认为这个朋辈督导小组是个什么样的结构。

在加入这个朋辈督导小组前，要跟成员们说清楚这个组的原则。在心理咨询中有一个原则是保密原则，这同样适用于朋辈督导小组。

来访者的信息需要保密。在关于咨询案例督导时要对案例的信息进行处理。小组成员还需要知道自己的责任与权利。比如知情同意权。当小组成员了解到自己的责任与权利，更能明确朋辈督导小组是干什么的，更有利于他们有动力去行动，投入小组活动中。在小组中，成员有退出的权利。比如小组成员感觉现在的小组不符合自己的期望，或者自己因为某些特殊原因需要退出这个小组，这些都是允许的。朋辈督导不是强制的。

最后，小组成员需要确定自己的角色以及这个组的规则。朋辈督导的一个特点就是没有确定的领导与督导师，那么在小组中谁是活动的组织者？小组中的每一个成员是有自己特定的角色还是大家轮换？在小组会议中准备阶段、实施阶段与结束阶段都需要确定小组成员的角色。在会议中，谁做案例展示，谁做协调组角色，小组成员在参加会议时迟到了怎么办？朋辈督导小组成员需要确定这个组的规则。大家共同商定这个组的一些原则，并且共同遵守它。

在朋辈督导小组中也会遇见很多挑战。成员间的不良互动会造成影响。每一个咨询师的风格不一样，对于自己在小组中想收获的东西也不尽相同。小组成员之间的相处不一定融洽，成员之间缺乏必要的沟通，以及解决冲突矛盾的能力。在这种情况下，小组成员会有隔阂，有些内心话没有在小组中说出来，有些成员不把这个小组当回事。面对这样的情况，小组中的协调者需要站出来，运用团体咨询技巧，讨论当下环境中正在发生什么，以及小组成员互动中出现的问题。大家一起来讨论，怎么样来更好地解决这个问题。无法专注于任务也是小组成员会遇见的一个问题。成员聚在一起，聊着聊着就很容易跑偏，变成了闲聊与抱怨，大家不再关注朋辈督导中问题的解决，难以集中讨论成员间的任务，这时候需要小组的协调者进行提醒，把议题拉到任务上。

心理咨询的道路是漫长的，需要不断地成长。同伴的支持与帮助是咨询师成长路上的辅助剂，协助咨询师发展。

心理学好书

在平时的生活中，经常会有人找我推荐心理学方面的书籍，问我哪一些心理学的书籍比较好。我通常会这样回答："读书，要和自己现在的心理状态，和自己现实的学习水平，以及知识积累的水平匹配。"书当然有优劣之分，但是就读书这件事来说，更应该和自己现在的心理状态契合，所以说，适合你的才是好书。

除那些"毒鸡汤"类，或者是价值观有问题以及"伪科学"的书籍之外，应该说"开卷有益"在当今社会还是适宜的。

我们有时候读书是表面的，我们要读背后的作者，读他的精神世界，和他产生穿越时空的对话，走进一种美学的、艺术的和心灵的世界，与他畅谈，把酒言欢，这才是读书的最高境界。所以很多时候我们借助文字要走进一个精神的世界，尤其是心理学的书籍。

目前市场上太多鱼龙混杂的心理学书籍，大都泛泛而谈，并不是真正的心理学书籍。打着心理学的旗号，宣传心理学，这样的书籍看多了可能会让我们走偏路，对心理学产生误解。

面对市场上的这种现状，我们要怎样挑选出适合自己的心理学书籍呢？心理学与人们的生活息息相关，我们要怎样去学习心理学，怎样去读心理学书籍，将心理学的内容运用在生活中，把心理学与实践相结合，让它更好地为我们服务呢？

首先，在读书态度上，我们要多读书，要随时随地与书为伴。踏青远足，出差旅行，带上一两本内容连贯的小书，既不会加重行李的分量，也不会占据行李箱太多空间，书可以陪你度过闲暇时光。我在旅行中或在家里都会准备一些书进行阅读，多看书让我看到了更远的世界，对自己的探索更深。

我们读得越多越能知道自己喜欢什么样的书籍，什么样的书籍好，什么样的书籍不适合自己。现在市面上有很多心理学书籍，其中不乏没有受过系统心理学学习的人写的，这时就需要我们练就火眼金睛。多读书的过程也是一个判断梳理筛选的过程，在这样的一个过程中，我们就会挑选出适合自己的心理学书籍来阅读，慢慢建立自己的阅读体系。作为一名心理学工作者要多读书，从书中吸取营养。

其次，我们要读自己感兴趣的书籍。别人推荐的书籍，如果自己不喜欢，是看不进去的。在开始的时候，我们可以收集与书相关的信息，记录自己想读的书籍与需要读的书籍，这样可以减少自己与不感兴趣的、乏味的书籍的接触。读自己感兴趣的书籍，享受其中，与作者对话，那是一种非常棒的感觉。读书不是拿自己买回来的书一页一页地读，而是要让书中的内容进入你的大脑。一本书买回来先看看书里面的提纲目录，你就会知道这本书大概讲了什么内容，然后挑选自己喜欢的章节进行阅读。通过快速阅读就能把握一本书的基本信息。这样主动地、带着目的地去阅读，自己才能收获不一样的体会。

在阅读中，我们也可以选择对自己有用的书籍。孔子曾经说过：“诵诗三百，授之以政，不达；使于四方，不能专对；虽多，亦奚以为？”说的是一个人熟读《诗经》，交给他政事，却办不通；派他出使外国，又不能独立应对。即使读得再多，又有什么用处呢！在孔子看来，读了《诗经》就要会用。在工作中，遇见一些问题，可以有针对性地去查找相关的书籍，帮助解决自己的问题。我年轻的时候做过厨师，当时也是买各种菜谱去研究，当时我就按照菜谱学会了好多菜。因为需要，因为要用到实处，我们的使用效率就会提高，书籍内容也掌握得更好。

在读书方法上，我们要挑选适合自己的学习方法。有的人是视觉型的，有的人是听觉型的，针对自己的学习类型选择适合自己的才能更好地学习。在阅读书籍的过程中，我们会看到其他人的阅读学习方法，我们根据自己的情况，在使用过程中选择适合自己的方法，抛弃那些不适合自己的方法。有些人并不知道自己适合什么样的学习方法，那可以多去尝试，比如可以尝试看一些书，或者听一些书，看自己用哪一种方法效果更好，这样你就会了解自己适合什么样的阅读方式。

不同类型的书籍也会有不同的阅读方法。在《如何阅读一本书》里，作者将阅读分为四个层次，包括“基础阅读”“检视阅读”“分析阅读”“主题阅读”。随着阅读的层次不断深入，对书籍的理解也更加深刻。朱熹曾说，“读书之法，莫贵于循序而致精”。“凡读书，须有次序。且如一章三句，先理会上一句，待通透；次理会第二句，第三句，待分晓；然后将全章反复触绎玩味。如未通透，却看前辈讲解，更第二番读过。须见得身份上有长进处，方为有益。”读书要循序渐进，量力而行，根据自己的阅读能力来进行相应的阅读，在阅读之后要进行反思。读书不仅仅停留在书本上和口头上，朱熹说，“读书不可只专就纸上求义理，须反来就自家身上推究”。阅读之后要体验，切不可只当作文字。我们进行阅读，同时养成阅读的习惯至关重要。所谓习惯，是习性，是惯性，是一个人发自内心的需要，而不是被动的，迫于外界力量的行为。自己主动地选择读什么样的书，用什么样的方法阅读，选择怎样的读书速度。

读书就是读人。读这本书你就是跟这本书的作者进行对话，跟作者的思想进行交流沟通。你可以根据自己的需要选择一个主题去进行多方面的阅读。在这个过程中你可能喜欢上某个作家的书，这样你可以多看看这个作家其他的书籍，更加全面地了解这个作家的思想。如果喜欢心理学，你就去找心理学最专业的书籍进行阅读。

心理学的书籍也是有分类的，有一般心理学的科普书籍，也有专业的心理学理论书籍，也有心理学各种分支的书籍。我们可以根据自己的需要选择某一类的心理学书籍。比如我是一名心理咨询师，我需要进行咨询，但是自己没有经验，怎么办呢？可以寻找心理咨询之类的相关书籍进行学习。

目前很多人读书有一个问题，读完觉得有道理但是后面就没有然后了。就像心理学的理论、研究书籍，大家看完觉得这很对啊，但就只是懂得了一个理论，在心理学理论、研究与应用之间缺少一个中间地带，缺少一种应用思维，没有这种应用思维会感觉心理学离我们好远。比如一个心理学本科生，读完四年本科，然后走入社会，发现自己学习的内容在社会上根本没有用，这中间缺少应用地带，就像沙漠与绿洲之间的过渡地带。我们很多人看理论就是理论，不能将理论与应用联系起来。我们要学会以问题导向去看这个心理学理论、研究的著作，将学习到的理论与自己生活相联系，我们要多去想一想心理学的研究与现实的联系，并运用起来。

我们总是说要读好书，那么什么是好书呢？好书的标准在哪呢？哲夫说：“在今天这个多元化社会，不可能有一个单一的标准通行天下，但是要有标准，这是毫无疑问的。”好书的标准或许很难界定，因人而异，从个人的角度来说，每个人的看法不一样，阅读的兴趣就不同，不同的兴趣、不同的层次、不同的品味，喜欢的东西也就不一样。重要的是我们需要知道自己想要什么，根据自己的需要来选择书籍。

做篇

行动才能成功

新咨询师如何产生第一个来访者

作为一名新手咨询师，大家都会有点担心自己如何产生第一个来访者。作为一名刚走进心理咨询行业的“小白”，没有咨询实战经验，怎么样才能让自己产生第一个来访者呢？

作为一名在心理咨询行业待了十多年的心理学咨询师，我来分享一下我的经历。心理咨询行业在我国刚起步时，大家对心理学有很多误解，对心理咨询也比较排斥，认为那是有病的人才去做的事情。我刚开始从事心理咨询行业的时候也没有来访者，那我是怎么做的呢？就是自己主动寻找来访者。当时在广州，我印了自己的名片，上面写了心理咨询与治疗、自己的姓名等一些信息，然后在广州的一些区发名片，希望能有来访者。这些名片发下来，还真的有一些作用，我开始有了一些来访者，有人打电话向我咨询。一开始自己做心理咨询师既兴奋又紧张，做完一个咨询，我会很有参与感。当对方对我表示感谢，说自己在咨询中得到了帮助，我就很开心，觉得这是一件很有成就感的事情。

当时我正就读于中科院心理所，这个心理学函授大学的辅导站就在广州医学院，现在叫广州医科大学。当时在广东省已经有心理咨询师的认证了，国家人力资源和社会保障部还没有开始进行这个心理咨询师的资格证的认定。我当时经常去辅导站参加一些心理活动，在辅导站门口看到挂了一个牌子，写着要进行国家心理咨询师培训，我马上就去询问情况，了解到这是第一期招生，在广州、上海等几个试点城市先进行。我当时就参加了这个培训，费用是2500元，我记得很清楚，对于当时的我来说这笔钱很珍贵。我考虑了很久，纠结要不要参加，最终我还是决定报名参加这个心理咨询师培训。当我把2500元从银行取出来，把这笔钱拿在手里，心想我一定要在这行好好干下去。

就这样我参加了那个培训班。当时班里有70多人，那些同学基本上都是有工作的，有警察、学校老师、公务员与企业老板等。最早学心理咨询的都是比较赶时髦的人。我们那时候经常办沙龙活动，每个周末上课，我当时就成了一名热衷分子，开始组织心理学沙龙。当时的同学有很多是做企业的，我们就利用他们的地方进行活动。

其实在我参加这个培训班之前，我就准备做这个了。当时我在学习函授大专的心理咨询治疗的课，就咨询中科院心理学所，如果我想从事这个专业要怎么做，得知毕业后需要再参加一个三个月的面授班。当时我遇见了心理咨询师班，感觉一下子就找到了方向，马上就报名参加了心理咨询师的培训考试，拿到了心理咨询师证书。我还印了名片，寻找来访者。有一次我看到报纸上刊登了心理咨询热线，我打电话去问需不需要心理医生，对方就说你来吧。我当时最多曾经在16个地方兼职，可是一个月都没有个案，而且还要给人家交登记费。我觉得这样不行，还是得主动出击，就自己装了一台电话，出去发传单名片，给自己宣传。

2003年，我开始筹备办沙龙活动，成立了东山区心理咨询师协会。我当时就走进社区，到一些小区里讲课。后来广州有一家心理咨询机构——晴朗天，当时晴朗天需要开心理热线，我就去跟他们讨论交流如何办这个热线。2004年，广州青年志愿者协会成立，新开设了一条心理辅导热线。当时有 4 个组，其中一个组成立了新生热线，我负责培训这些新生热线的志愿者，教授他们专业知识并且促进其个人成长。每周四下午培训半天，大约持续了一年半的时间。

我最早的讲课经历是在上心理培训班的时候。我的第一节课就是请培训班的同学来给我把关，看有哪些需要改进的。当时我的讲课内容就是心理咨询的市场化，现在发现自己最开始的那个观点影响了我的职业生涯。当时我问同学们，为什么心理咨询没有市场？是因为大家认识不到心理咨询的用处，认识不到就不能发展嘛，只要找到方法，心理咨询师也是可以发展起来的。当时我就举了羊吃草的例子。在内蒙古的大草原上，每年的水草都很肥美，羊群食物充足，数量逐年增加。有一年天气干旱，草量减少，有些羊就开始等死，结果把自己饿死了，也没有繁衍。但是有些羊就不认这个命，认为只要勤劳一些，每天多找一些地方，一直去找吃的，总可以熬过去的。其实对比心理咨询市场，再差的市场也能养活一些人，只要你勤奋地去寻找，就可以找到。

你需要寻找到对心理咨询有需要的人，也许一开始会觉得有困难，但是认真找肯定能找到。当时我就提出要将心理健康进行到底。后来我进入学校，走进社区，走进企业，走进机关，然后招募志愿者。

在这个阶段我创立了自己的网站。当时班上有个同学开了信息公司，给别人做网站，我就请这个同学给我做了个网站，叫“韦志中心理在线”。一开始那个网站没有浏览量，我就寻找方法提高网站的浏览量。当时有一种软件，登录这个软件，输入 QQ 号码和密码，登录后输入准备宣传的域名和广泛语，我当时填写的是“你好，我这里是韦志中心理在线，专业的心理医生为你服务”。后面附上我网站的网址发送出去。这个软件的厉害之处在于，点击发送它会自动添加 300 个好友，1 分钟之内加上把要发的内容发过去后，这 300 个好友就自动删除了。然后它又自动添加 300 个好友，发送你想要发的内容。就这样通过自动地不停地添加好友，再删除好友，我的网站的浏览量上来了，越来越多的人开始点击它。

那时候我开始学习网站的规则，比如谷歌、百度搜索引擎是什么标准，怎么样可以让自己的网站排名靠前。那时我经常混迹于各大论坛，在论坛上发帖，留下自己网站的网址，有需要的人就会点击这个网址。我还跟上海银联合作，可以直接在网上进行支付，然后有人开始找我做网上咨询。

后来广州向日葵心理咨询的胡慎之打听到我，就来说服我去他那边上班，我就去了。当时向日葵做了一个网站，人家在网上留言，我们就给他回复，也有很多人会打电话过来。但是定向客户很少，大部分人会打 114 电话，向日葵把这个服务买了，只要有人打 114 问心理咨询就会把向日葵的电话报过去，我们就会接待咨询，咨询涉及很多问题包括神经症、人格障碍等，我是专门做婚姻咨询。通过这样的方式我慢慢地接到个案，大部分都是网络咨询。

我是一个不喜欢安稳的人，在广州经营还算不错时，我就考虑要回家乡，把自己在广州学习的关于心理学方面的知识带回家乡。我准备回家乡开一个心理咨询师培训学校。当时我在家乡阜阳找了一个合伙人，一起创办了一个培训学校，后来大家理念不一致就分开了。我们当时开了四期心理咨询师培训班，但后来发现还是要走心理学的专业路线，于是我又回到广州。

再回广州我就决定自己出来做工作室，我当时没什么钱，就找同学借了一些钱，于是我开了韦志中心理咨询工作室，自己开始接个案咨询与团体咨询。有些个案是朋友介绍的，有些个案是经过来访者介绍的，有些个案是通过网络发展而来的。这些就是我找心理咨询个案的经历。

第一次咨询，好紧张

每个心理咨询师都会经历自己的第一个来访者。当面对自己的第一个来访者，新手咨询师都会很紧张。他会想很多，万一我解决不了来访者的问题怎么办？来访者跟我说了很多信息，但是我不知道怎么接下去怎么办？……

我们要看心理咨询的价值与疗效，就要看人们为什么会去做心理咨询。人们在现实生活中遇见很多问题，心理出现问题，感觉内心不舒服。这时候来访者想来咨询的一个原因是想要解决自己现实中遇见的问题，另一个原因是需要情感支持，他需要被理解，被支持，被接纳。人在现实中遇见困难，内心会变得脆弱，就需要社会支持。但是当事人可能在现实中缺少社会支持系统，在生活中找不到人理解他，支持他。他来到咨询室，咨询师能够与他构成临时的支持系统。当事人在现实生活中可以找到人谈自己的心情，但是别人共情不了他，咨询师可以帮助他。咨询师会尊重他，理解他，共情他，支持他，让当事人感觉到自己被倾听，被需要。

新手咨询师会想自己是否能够解决来访者的问题，主要是担心回应不了，来访者在谈到自己现实中遇见的两难问题、选择问题时，咨询师不能帮助来访者做决定，来访者的很多困惑是由这个问题产生的其他一系列的心理，比如内心的不接纳，人感觉到孤独无助，等等。

问题本身不是问题，你怎么看待和应对才是问题。这个问题有两个层面，一个是他现实中遇见的问题，一个是他对待现实中的问题的看法导致的一系列心理问题。就拿吵架这件事来说，他跟别人吵一架，这是个问题，在吵一架之后，怎么看待自己吵架的这件事，以及吵完架后他对自己是否满意。

在我们咨询的时候就要分清楚自己咨询的方向。当事人现实中遇见的问题是一个问题，当事人怎么看待自己现实中遇见的问题也是一个问题。他的情绪如何？现实中发生的这件事对他造成了什么样的影响？

咨询师助人，不能够帮助来访者改变问题本身，而是让来访者在如何应对上有更多的选择，更加负责任，更自由地处理问题。

咨询师真诚地倾听，真心理解对方，来访者会感觉到支持，他会收获一种力量，他会觉得这世界上并不是我一个人，还有人与我一起面对这件事。他找到一个可以陪伴的人，即使这种陪伴是暂时的，他也会感觉到温暖。

有一次一个来访者情感出现危机，讲了很多她与她丈夫的情感问题。我一直在倾听着，理解她，听她说了那么多，我跟她说：“你一直在说，我一直在听你想要表达的东西，我就在想怎么样能够理解你，用什么词可以形容你，现在我想到了。在你的整个谈话中，我听出三个字：不甘心。”说完她看着我，一下就哭了。我讲到她心里了，理解她了。这么多年来，所有的问题背后都是她的不甘心。她知道婚姻走到尽头了，也知道要重新开始了，但是她很不开心，因为她不甘心。来访者说：“真的是这样，我不担心未来，我不是那种死缠烂打的人，可是现实中没有人理解我，这让我很受伤。”

作为一名新手心理咨询师，要转变观念。有时候心理咨询并不是一定要帮来访者解决现实中遇见的那个问题，有些问题是解决不了的。

我们所要面对的是当问题发生后，当事人如何看待自己的问题，也就是这个问题对当事人所产生的心理影响。咨询师是一个陪伴者、倾听者，让当事人在这个过程中收获面对问题的勇气。

第一次咨询大家都会紧张，要大胆一些，不要因为假设的问题让自己一直裹足不前。我之前一直鼓励我的学生，“早一些上课，早一些进行咨询，就能得到不一样的收获”。别人说的终究是别人的，自己体验的才是自己的。在第一次咨询完之后，新手咨询师要找督导师进行督导，了解自己的咨询方法是否恰当。

作为一名新手咨询师，紧张是难免的。人生会有很多第一次，我们会担心，但这些都是我们必经的过程。只有经过这个阶段，我们才会发现自己成长了，才会更有办法去面对下一次的同样的事情。第一次是好事，早经历就早去面对。我们总是害怕自己的第一次会很糟糕，但是你不经历，这个害怕就会一直在，所以我们要勇敢去面对自己的第一次。

作为一名来访者，他是抱着很大的希望与信任来咨询的，他有改变的意愿，咨询师给予来访者真诚、尊重，认真倾听来访者的事情，来访者会感受到咨询者的真诚。

遇见心理问题，很多时候人们首先倾向于寻找自己身边的人进行非专业的求助，比如自己的家人、朋友或者其他人，只有觉得自己问题比较严重的时候才会寻找专业的帮助。

心理咨询是人与人之间、心与心之间的交流，情感之间的碰撞。每一个来访者都是独特的，每一个问题也是独有的，咨询师与来访者之间的关系非常重要。心理咨询的过程就像是一场充满张力的拉锯战。心理咨询师要了解自己的来访者，在第一次咨询前要对来访者进行评估，大概了解来访者有什么样的问题，全面、系统、详细的信息能帮助咨询师理解来访者的问题与需求。在进行评估的时候要了解来访者的基本资料，包括姓名、年龄、婚姻状况、职业、以往的咨询经历，等等。在评估来访者的问题前，咨询师会让来访者填写一份表格，填完表后咨询师再与来访者进行一对一的评估，第一次咨询就是咨询师对来访者进行评估的过程。在第一次咨询结束后，咨询师就会对来访者的状况有个大致的把握，做到心里有数。

来访者来到咨询中心进行咨询，我一看到来访者就会特别留意他们的面部表情、行为举止，看他是如何走进咨询室的，他什么时候坐下来，他什么时候与我眼神接触，他什么时候说第一句话，他说的第一句话是什么……这些信息中蕴含着很多东西。在来访者见到我时，我会主动介绍自己，然后请来访者介绍一下自己。在我们相互介绍后，我会向来访者介绍咨询的基本设置、保密原则、保密例外、评估的方式等内容，然后请来访者述说自己最近遇见的烦恼。来访者讲述的方式很多样，有些人很有逻辑，能够按照时间顺序或者事情的轻重缓急来进行述说，有些人思维很跳跃，一直在绕圈子。我就一直听他们说，第一次咨询就是要让来访者多说。讲述问题的方式也在一定程度上代表了来访者的某些心理特点。不同特性的来访就要采取不同的方式应对，要理解不同类型的来访者，要与来访者产生连接。

来访者面对咨询师时，会感觉比较痛苦，他看起来希望很快得到咨询师的答案。作为新手咨询师，这时候有一种强烈的欲望，特别想为来访者做些什么，让来访者能看起来不那么痛苦，想说一些能让来访者感到好受的一些的话。但是咨询师与来访者刚见一面，不了解来访者是个什么样的人，他在生活中是个什么样性格的人。在不是在很了解的情况下，咨询师就对来访者给出自己的建议，这样的建议或许会对来访者产生不好的影响。

咨询师要认真地听来访者说了什么，观察来访者的动作表情等。咨询师个人也要注意自己的感受，并理解这些感受的意义。在第一次咨询中，咨询师要多听，多让来访者说自己的故事，讲述自己遇见的困境，来咨询是想要达到什么样的效果，咨询的目标是什么。咨询师要去聆听来访者如何看待自己的问题，要认真倾听来访者讲的内容，让来访者感到咨询师对他的话很感兴趣，正在试图去理解他。咨询师要站在来访者的角度换位思考他的问题。来访者正在经历的问题可能是困难与痛苦的，要让来访者认识到这种困难与痛苦对他意味着什么。

在咨询中，咨询师要学会问来访者问题，在第一次咨询中要避免问“为什么”这样的问题。有时候来访者会出现阻抗现象，询问恰当的问题有利于咨询师对来访者的评估判断。在评估过程中，咨询师需要认识到来访者是否具有解决现实问题的困难，帮助来访者认识到自己解决问题的力量。心理咨询要帮助来访者认识到他所面临的困难，关注的焦点在于来访者的需求，以及如何更好地满足来访者的需求。

万一解决不了来访者的问题怎么办

很多新手咨询师在第一次咨询的时候会担心自己解决不了来访者的问题，担心自己的能力不足，不知道如何应对来访者的问题。有些来访者的问题是咨询师的能力范围之外的，咨询师不知道怎么帮助来访者。

咨询与治疗是对个人生活的干预，都是以某种方式在改变人们。作为一名新手咨询师会担心自己的咨询效果，就像一名教师第一次站上讲台会担心自己的课讲得不好，在课堂上讲课会卡壳，学生们听不懂，考试成绩不好。这种担心难以避免，作为一名新手都会有这样的顾虑。新手咨询师没有经验，处理来访者的问题也是第一次，很多内容都是新的，依靠自己在课本上学习到的内容不能解决来访者的问题，这个时候容易陷入迷茫与困惑当中。

新手咨询师在面对来访者的时候会遇见这样的情况：有时候咨询师发现了问题产生的原因，却没有找到解决问题的办法，这时候咨询师要告诉来访者原因吗？就像以前的中医给人看病，病人不舒服了，中医知道原因，但重点是如何医治这个病人，这就需要全面考虑了。中医需要告诉病人他的基本状况，之后要注意哪些方面，在饮食作息上要注意一些什么，方方面面都要说清楚。有的时候中医告诉病人得病的原因反而会增加问题的复杂性，病人可能会自责，也可能会怪别人。但是已经发生的事情无法改变，我们没有办法重新再来一次，这样复杂的心态是不利于病人的病情好转的。中医是治病，其实也是一个治心的工作，这依靠中医的专业水准与经验程度。有些中医告诉病人生病的原因，但是却没有开药，没有包扎，没有治疗方案，这时候病人就会把问题推到自己身上，责怪自己，觉得自己当初为什么要那么做，这不利于病人的病情。来访者找咨询师，咨询师分析出问题的原因，但是却没有方法解决，来访者就会自责，自己当时怎么会那样，搞成现在这个结果。对于问题发生的原因是否要告诉来访者，咨询师要综合考虑，慎重决定。

有时人们在现实中遇见困境，不知道该怎么办，自己想了很多方法，但还是没能解决，最后来求助咨询师。有时候来访者的问题五花八门，咨询师就可能找不到来访者问题的重点。有些咨询师容易被来访者的问题带走，最后发现来访者的问题不是那样的。咨询师要有一种快速判断的能力，抓住来访者问题的重点，好对症下药。

心理咨询师要让来访者认识到自己有很多种选择。来访者容易让自己陷入一个自己画的圈子里面，一时间走不出来，一直在自己的心理世界循环。咨询师的任务就是让来访者看到一个更辽阔的世界，让他知道自己有很多的选择，不要一直站在自己的小世界里面。咨询师要有自己的观点，要认识到世界是丰富多彩的，个人的小世界不过是这个世界的一小部分，咨询师要引导来访者看到这个世界的美妙与丰富。

在心理咨询中，咨询师要培养自己快速找到来访者问题的关键，引导来访者进行深入思考。来访者是带着现实问题来的，他迫切希望咨询师能告诉他解决问题的办法与建议。咨询师要帮助来访者找到自己问题的核心，并有勇气、力量去面对和解决这个问题。咨询师不是具体告诉来访者这件事怎么做，给他具体的建议，而是引导来访者自己发现问题的核心。咨询师是引导者，要理清来访者内心困惑的点。

咨询师也不是万能的，他们也有解决不了的问题。来访者对咨询师有过高的期待，这也可以理解，但是来访者的问题还是要靠自己解决。在这个过程中来访者对于解决问题的信心以及他的悟性是非常重要的。现实中存在的问题在短时间内很难解决，但是求助者的情绪可以在短时间内进行改变。有一个好的心态、一个好的情绪，对于解决问题非常重要。

在心理咨询中非常讲究咨询师与来访者的匹配，这是双方自由的选择。咨询师在这个过程中如果发现自己解决不了来访者的问题可以及时进行转介，这是对双方负责。每个人都有自己的优势和劣势。并不是每一个咨询师都能帮助每一个来访者解决问题，每一个咨询师都有自己的特质。咨询师的人格就是最好的技术，咨询师的人格魅力对来访者的影响很大。如果咨询师人格健全，很有魅力，来访者在不知不觉中就会受到咨询师的影响。

咨询师与来访者的匹配包括不同方面。一是个性匹配，也就是我们平常所说的有眼缘。两个人看对眼了，更有利于咨询进行。如果两个人互相看着不顺眼，见到就烦，就根本无法建立良好的咨询关系。二是经济匹配，心理咨询是收费的，来访者的经济条件与咨询师的收费标准要匹配。如果一个来访者经济条件不够，咨询师收费标准比较高，这就是不匹配的咨询关系。三是地缘匹配，心理咨询师如果与来访者地理位置距离较远的话，咨询就不太方便，容易造成咨询的中断。虽然现在可以在网上咨询，但是，网上咨询的效果与面对面的咨询还是有差距的。四是专业匹配。来访者的问题与咨询师擅长的专业要匹配。如果来访者是一个神经症患者，而咨询师擅长的是婚姻家庭方向，这就不是很匹配。五是语言匹配。来访者与咨询师如果互相听不懂对方的语言，或者听不清楚，也会造成咨询过程中的障碍。来自同一语言环境的人更容易沟通。六是技术匹配。咨询师要根据来访者的具体情况，合理运用共情、尊重、温暖等心理咨询技术，与来访者建立良好的咨询关系。

匹配，是建立良好咨询关系的基础。没有良好的咨询关系，心理咨询的效果必然会大打折扣。匹配是双方的事情，长程的心理咨询中，咨询师与来访者要在咨询过程当中不断地互相适应和做出调整，才可以让咨询取得理想效果。

很多来访者会问心理咨询师，你之前遇到过我这样的问题吗？有没有其他来访者也有这样的问题啊？著名的心理学家巴士克在治疗中也遇到过这样的问题，他会回答："我从来就不曾解决过任何人的问题。"来访者对这样的答案不满意，心想我现在遇到问题，来找你就是希望你帮我解决问题啊。你不能帮我解决我的问题，这不是骗我吗？巴士克补充道："没有一个人真的能完全解决另一个人的问题。就某个困境而言，对我有用的解决之道，或是对其他病人有用的解决之道，不见得能解决另一个面临类似困境之人的问题。我的工作是帮助人以适合自己的方式来解决自己的问题，因为每个人的生活背景、经验都是独特的。"心理治疗的核心原则就是助人自助，授人以鱼不如授人以渔。心理咨询师是一个陪伴者，陪伴来访者看到自己的价值，从自己的问题中看到资源，获得解决问题的力量。

心理咨询是心与心的交流。但是一些新手咨询师担心自己技能不行，拼命地学习各种技能。他们的技能学得多了，但是有时候还是不能灵活地运用自己的技能，自己的心也不能感受到来访者真正想要的是什么，咨询师就会感觉到束手无策，无法真正帮助来访者。如果咨询师感觉自己的能力不足以帮助来访者就要及时进行转介。一个咨询师不可能适合所有的来访者，每个来访者都有适合自己的心理咨询师。某个心理咨询师曾经说过：我就适合那些跟我有同样问题的来访者。就像两个物体一样，振动频率越接近，就越能产生共鸣。转介既是对来访者需求的关注，也是对咨询师的保护。

理想的咨询就像谈恋爱，双方都有感觉，并且在同一个频道上，影响才能产生。双方都是在互相挑选的过程，来访者在挑咨询师，咨询师也在选择来访者。一个咨询师的经验越丰富，他选择的范围就会越广。弗洛伊德曾说："精神分析只能治好有精神分析头脑的人。"来访者是治疗的主体，咨询师是一个工具，他是被动的，在来访者需要的时候给予帮助。心理咨询成功的关键就在于来访者本身的准备，咨询中的投入程度，内在成长的动力等。来访者本身内在的动力是改变的关键。

我该怎么收费

在心理咨询行业很多年，有一些朋友和来访者会问我：“心理咨询为什么要收费呢？你们不就是坐在那里，和别人聊聊天，跟别人动动嘴皮子吗？这不是很简单嘛。”很多人都会有这样的困惑，心理咨询为什么一定要收费。

弗洛伊德曾说过，“免费的心理咨询对来访者是有害而无益的”。心理咨询要收费是合理的，这不仅对于来访者，对于咨询师也是非常好的。收费的心理咨询能激发来访者内心的动力，让来访者不断地去面对。如果心理咨询不收费，来访者就把咨询师当作不良情绪的垃圾桶，跟咨询师倒苦水，诉说自己的烦恼，而不谈自己内心真正的需求，这样来访者内心自我探索与改变的动力也不足。来访者把咨询师当作一般的聊天对象，咨询师的帮助他也不一定会接受。他想来就来，想走就走，心想反正也是免费的。如果心理咨询收费，来访者接受一个人做他的咨询师会慎重考虑。求助者的内在动机会增强，愿意花费自己的时间与金钱做咨询，求助者探索自己、改变自己的愿望也更强烈一些。在金钱的刺激下，求助者会认真对待。在咨询过程中，来访者会按照约定准时与咨询师见面，也会在咨询师的引导下，认真探索自己，完成咨询师布置的家庭作业。在咨询后，来访者会认真反观自己，在生活行为中改变自己。

心理咨询收费会让咨询师更加负责，他会认为自己有责任对来访者的咨询效果负责。如果心理咨询没有收费，咨询师会把来访者当作一般的聊天对象，听来访者倾诉烦恼，与来访者聊天，但是对实际的咨询效果不负责。咨询师会想，“有没有帮助、效果怎么样跟我关系不大，反正我也没有收钱”。心理咨询是否收费，有些咨询师的态度会不一样。如果收费，咨询师会担心如果来访者不满意自己的咨询就可能会中断心理咨询，这样咨询师就不能得到持续的报酬。于是，咨询师会尽自己的努力帮助来访者，达到好的咨询效果。

心理咨询的收费也有利于明确咨询师与来访者之间的咨询关系。咨询师有自己的权利与义务，来访者也有自己要主张的权利和履行的义务。明确双方的关系对于解决问题是有效的。如果咨询不收费，双方关系不明确，来访者的情绪混在里面不利于咨询效果，比如咨询师的免费让求助者有愧疚心理。当咨询师与来访者的权利与义务模糊不清，咨询师与来访者的关系不对等，会使咨询师解决问题的效率也变得很低。

心理咨询是一场心的旅程，是在专业人员的陪伴下，勇敢地面对人生中最黑暗、最脆弱的时刻。心理咨询师的成长是需要时间的，要花费很多的金钱与精力。付费咨询是对心理咨询这个行业及对咨询师的尊重，也是对咨询师付出的劳动的尊重。心理咨询师在这个行业需要不断学习、体验，通过大量的理论学习与实践的操作，还有个人体验与督导才能成为一名合格的心理咨询师。咨询师也很忙，不是在忙着写个案，就是在培训。咨询师也是人，需要获得经济来源支撑自己今后的培训费用、体验督导费用等。心理咨询不同于一般的聊天，这是一场脑力劳动。在咨询时间内，咨询师要根据来访者给出的信息，结合自己所学的心理学理论做出判断。来访者形形色色，咨询师也会接收到很多负面的信息，咨询师也需要心理调适。咨询师的个人体验与督导能帮助来访者获得更好的心理咨询效果。

很多人的心理问题不是单方面的因素造成的，而是各种因素日积月累的结果。心理咨询的每一步都是需要小心翼翼地层层剥离心灵的阻碍，这是需要一个过程的，这个过程对于来访者来说就是面对痛苦与矛盾过程。咨询是需要来访者能够在面对矛盾和痛苦时还能积极主动地投入，而不是触到痛处就转身逃跑。咨询师不是来访者的领导，不是来访者的亲人，不是来访者的父母。当咨询取得一些初步效果，来访者却要逃跑的时候，用什么来制约呢？怎么保证咨询能够有效地进行下去？我想这就是咨询收费设置的一个作用。

心理咨询需要收费，那么当来访者第一次来咨询，收多少费用合适呢？怎么收费会比较合理呢？咨询收费是先付费还是结束后付费？咨询费用能接受砍价吗？……一个新的咨询机构肯定会遇见此类的问题。

一般情况下，咨询师是咨询完收费。按照约定提前收费也没问题，但是一定要以平等的方式来进行。在咨询过程中如果来访者感觉效果不好，不想咨询了，咨询机构应该将咨询费用返还给来访者。这不是一锤子定的买卖，来访者后面还是可以反悔的，这要根据咨询的效果以及咨询双方的关系而定。关于咨询费用的砍价，我个人是不接受的。但是可以考虑按照市场规律，比如一个套餐的价格是多少，事先与来访者商定好咨询的次数再来谈价格。

在第一次进行咨询的时候需要约定好时间。一般来说，一次心理咨询的时间不能超过 2 小时。时间越长可能越没有效果，也可能越找不到重点，因为漫谈式的咨询抓不到重点。

在第一次心理咨询的时候，主要就是问他遇见了什么事情，在这件事情中他有什么样的感受，他是怎么对待这件事情的，他想要达到什么样的咨询效果。第一次主要是听来访者说，我们搜集来访者的资料，对来访者的情况大概做个判断，然后与来访者商量，之后的咨询要怎么去做。我们要分步骤分阶段进行咨询，比如来访者遇到感情问题，可以让他把自己的这段感情经历画一幅画，然后每次咨询完后再继续填东西，在这个过程中咨询师把来访者的心情记录下来。

我们在每次咨询后给来访者布置作业，他回去完成作业就是把咨询效果带进自己的生活，不在咨询室完成节省了他的经济与时间，他带着问题下次会再来进行咨询。给来访者布置的作业不能太难，如果太难来访者可能下次就不来了，这样作业反而成为障碍了。对于作业的难度，咨询师要把握好。

在来访者准备咨询前，要问清楚来访者是选择一次性付费还是分次付费。如果来访者问咨询师，咨询师有些会建议一次性付费。因为人的心理上会有惰性，可能因为现实生活中某一个心理变化，来访者就不来了，咨询关系就这样终止了。如果把钱都付了，他可能就会继续来。如果是咨询一次交一次的钱，要跟来访者约好时间。如果中间出现问题就需要助理跟来访者去沟通，是什么问题导致来访者不来了。

来访者不来是多方面的因素造成的结果，一是可能他本身对心理咨询有认识误区，咨询师没能帮助来访者解决这个误区。很多人来进行心理咨询就是生活中遇见了问题，寻找咨询师给他解决问题的办法，认为咨询师会直接告诉他怎么做，他照做就好了。来访者就认为心理咨询是一锤子买卖，而不是需要一个过程。在第一次咨询中咨询师没有跟来访者说清楚，没有改变他的这种认知就容易造成来访者脱诊。如果在第一次咨询中咨询师打消了来访者的这种观念，让他知道咨询是需要一个过程的，他就不会脱诊了。二是可能来访者在心里就认定咨询师帮不了他，在专业上他认为咨询师不可信。当来访者相信咨询师是专业可信的，咨询师能陪伴、帮助来访者，这样就不容易脱诊。当来访者觉得跟咨询师待在一起很舒服，来访者感受到咨询师深深的关怀，觉得咨询师内心是理解他的，这样也不容易脱诊。咨询师的业务专业程度和给来访者的感觉，这两点在咨询中非常重要。三是其他一些原因，比如距离太远了，求助者解决问题的动机还不足以克服他现在的困难。求助者的动机越强，他就越能克服他所遇到的困难。

心理咨询是让来访者对自己解决现实遇见的问题有信心，自己支持自己，感到自己是有希望的，同时他能更积极地看待自己的求助动机，越来越清楚自己是如何看待这个事情的。在现实生活中很多人不懂得爱自己，有些人什么都有，但是他完全不舍得对自己好。在咨询中我们要引导这种人向内看，转向爱自己。

咨询中也是很看重这个服务的。在咨询前助理会跟来访者进行沟通交流，让来访者知道哪个时间段自己有个咨询，以防来访者忘记了。在人文服务和管理方面要做好。现在非常注重体验，心理咨询是做人的工作，要让来访者有好的体验，做好人的工作，要让人心里体验到。心理咨询的服务要人性化。记得之前有个来访者来咨询，在停车场那边找不到咨询的地点，打电话给咨询机构的助理，问怎么走，助理就告诉来访者要从哪走到哪。但来访者第一次来，比较陌生，听到助理说的路线根本就不知道怎么走。这个时候助理应该到停车场那边带领来访者到咨询机构，这就是人文服务没做到位，让来访者的心理体验不好。心理咨询并不仅仅是咨询师与来访者在咨询室的交谈，也包括来访者前期与机构的接触。

心理咨询要有服务的意识，要有相当于其价值的收费。心理咨询是一项有价值与意义的工作，心理咨询师付出自己的脑力劳动，帮助来访者获得全新的内心感受与内心世界，并会影响人的一生。

来访者的流失

在心理咨询中有时候会出现来访者脱落的现象。脱落就是来访者在既没有获得咨询师的同意，也没有达到与咨询师共同商定的咨询目标前就决定提前终止咨询的情况。脱落这种情况是不同因素影响的结果，但并不是所有的因素都在咨询师的控制范围内。有些来访者可能在比预期更短的时间内就得到了充分有效的帮助，有些来访者可能是由于客观原因，比如经济原因、地理位置变动的原因要提前结束咨询关系，这些情况下的脱落都是正常现象。

来访者脱落的原因比较复杂，是多方面的因素综合作用的结果。心理咨询的效果 70% 取决于咨询关系，30% 取决于心理咨询技巧。有时候咨询师在做一次咨询后来访者就不来了，咨询师与来访者的关系没有很好地建立起来。在咨询中，咨询师给来访者的感觉不是很好。在倾听中，咨询师可能说得太多，没有站在来访者的角度去看待这个问题。著名的心理学家杨风池说，“心理咨询师尽可能不说只听”。心理咨询师在咨询中要尽量少说。在现实生活中大多数求助者就是需要一个人认真地倾听他诉说，说出来他就感觉心里舒服了，缓解了压力。但是有些新手咨询师总是喜欢说，认为这样才有水平。好的倾听在一定程度上就代表着咨询的效果，咨询师少倾听多说的情况容易造成来访者的流失。

有时候求助者来到咨询室是需要鼓足勇气的，因为生活中的事件让求助者心情失落。在咨询室内，求助者倾诉，咨询师认真倾听，求助者糟糕的心情就会缓解一大半。因为大多数的求助者是生活事件导致的心情沮丧，心理减压就会产生一定的效果。但是在后续的咨询中，有些咨询师根据自己的生活经验、社会阅历、从书本上学到的内容开始对求助者进行教育。真正的心理咨询是在咨询师的鼓励、帮助与启发下，求助者找到解决自己问题的办法。咨询师说出结论往往会减少求助者探索的可能性，让求助者自己去探索更能让求助者找到自己的问题所在，并很好地去解决这个问题。主动权还是在来访者的手中。

每个人的三观不一样，性别、年龄、婚姻、家庭、学历与阅历等都不同，心理咨询师认为对求助者好的、正确的想法对自助者来说也许并非是好的、适合的。比如求助者遭遇老公外遇，要跟她离婚，这时候求助者很痛苦，不知道要不要离婚。求助者来找咨询师，希望咨询师告诉她要不要离婚。咨询师根据自己生活的经验告诉求助者不要离婚。有时候求助者是很想要一个答案，但是咨询师给的解决办法不一定适合求助者。这只是咨询师的观点，求助者内心真的是想这样的吗？咨询师要帮助求助者理清自己内心真正想要的是什么，帮助求助者分析利弊，在离婚这件事上，要分析离婚的好与不好的方面，综合考虑，让求助者自己做出选择，而不是咨询师告诉求助者应该离婚。

在心理咨询中，寻找到与自己相匹配的咨询师真的很重要。如果咨询师与求助者的世界观、人生观与价值观是匹配的、和谐的，那么这种良好的咨询关系就使咨询成功了一半。有时候来访者的流失可能就是因为咨询师与来访者不匹配，他们的观点、看法不一致，来访者并不认同咨询师的想法。咨询师与来访者在价值观念上、情感方式上很可能不一致。咨询师的训练重点不一样，擅长的内容也不一样，因此对某些类型的咨询内容可能不太懂。例如，一位学校心理咨询师对婚姻方面的问题就不太在行。有些来访者对咨询师信奉的心理咨询方法持不信任的态度，因此就不能用该方法来为来访者咨询。例如某些来访者对弗洛伊德的精神分析印象不好，因此对于催眠、自由联想等方式不太接受，咨询中就要尽量避免采用。

来访者来进行心理咨询，对咨询抱有很大的期待。但是在一次咨询后发现跟自己想的完全不一样，感觉自己受到欺骗就不愿意再咨询了。有些来访者认为咨询师一两周内就能帮助自己解决问题，一旦问题没有得到解决，来访者觉得咨询师没用，心理咨询不能帮助自己，就脱落了。在咨询前告知来访者咨询过程，让来访者对于咨询的期待合理化，这有利于防止来访者的脱落。在心理咨询中脱落的发生与来访者的人格类型也有关系，那些低自尊、低焦虑、冲动等特质严重的来访者更容易脱落。新手咨询师经验不足，在遇见问题时不知道如何处理，来访者看到这样的情况会觉得咨询师不可信赖，认为咨询师不能帮助自己解决问题，对咨询师感到不满意，所以就选择提前结束咨询。有时候来访者不愿意暴露真实的自己，在咨询中可能发生阻抗，当来访者发现自己的问题很久也不能解决就不愿再咨询了。

面对不同类型的来访者，我们需要采取不同的方式。心理咨询就像一个剥洋葱的过程，会逐渐接近来访者想隐藏的问题的真相，这在一定程度上会让来访者感觉到不舒服与痛苦，这时候咨询师要对来访者表示理解，让来访者把自己的担忧表达出来，而不是给来访者施加压力。咨询就是一个抽丝剥茧的过程，一步一步地进行，中间会经历一段痛苦的过程，咨询师要与来访者共同面对这个过程。在咨询师的引导下，来访者慢慢地从这个痛苦的过程中走出来，心中的世界就明亮了。

来访者的流失既有来访者个人的原因，也有咨询师的问题。有些咨询师通过心理咨询师的职业资格考试后就直接上岗，从业人员鱼龙混杂，行业规范不够严谨。有些心理咨询师的个人成长还不够，专业的心理咨询师需要经过自我分析与自我成长才可以助人。咨询师还需要督导，在职业发展中遇到困惑可以找督导师解答。但是目前国内一些心理咨询师没有自己的督导师，咨询师在职业中会感到力不从心。比如来访者脱落问题，有经验的督导师可以跟咨询师一起探讨这里面的问题是什么，为什么会出现这样的情况，如何预防下次出现这样的情况。心理咨询不仅是帮助来访者解决表面问题，更重要的是让来访者增加自我觉察，让来访者能够成长、发展，成为一个更满意的自己。当来访者开始觉察自我，了解自我，认识自我，就会更有动力去探索自我。在心理咨询前，咨询师就要告诉来访者心理咨询是什么，心理咨询不仅是帮助解决问题，处理情绪，而且是要帮助他们探索自我，认识自我，了解自我。

有一些人对心理咨询在观念上就有误区，认为任何问题咨询几次就可以解决。来访者很着急，非常想要立竿见影的效果，希望咨询师做几次咨询就能帮他解决所有的现实问题，让自己得到改变。咨询师要在咨询中告诉来访者，问题的解决不是一蹴而就的，而是要一步一步地去解决，要对自己有耐心。越是急切，越是得不到改善。当来访者迫切想要改变的时候，他内心不能接受这样的自己，然而内在的成长就是要接纳真实的自己，愿意对自己坦诚。来访者太急切恰恰不能达到这样的目标。

脱落的因素多样，为了减少脱落，可以采取以下一些方法：

1. 完善咨询前的准备。在正式咨询开始之前，咨询师要向来访者清楚说明什么是心理咨询，心理咨询的形式是什么，澄清来访者对心理咨询的误解，让来访者对心理咨询有一个正确的认识，咨询师要告诉来访者在咨询中可能遇见的问题。另外，咨询师要帮助来访者确立咨询目标，心理咨询可能需要的时间，可能出现的问题，心理咨询的范围等，避免来访者对心理咨询抱有不切实际的期待。咨询前的准备能让来访者对咨询了解得更透彻一些。

2. 最优的心理咨询方案。在制订心理咨询的方案时，要根据来访者的实际情况以及他的需求、他对心理咨询的目标，提供给来访者合适的心理咨询方案，而不是什么简单决定采用什么样的咨询方案。在心理咨询中，心理咨询的方案与来访者的匹配度也会很大地影响来访者的脱落。

3. 跟踪咨询的进展。当心理咨询进行到一定的时间，咨询师需要与来访者一起评估并讨论咨询的效果。如果来访者的情况好转，咨询师要及时给予来访者鼓励与支持，增强来访者的信心。当咨询效果没有达到预期中的好转，咨询师要及时安抚来访者的情绪，并且与来访者适时改变咨询方案。

根据来访者与咨询师建立的关系，在一定程度上能预测出来访者脱落的可能性。在咨询前期咨询师要去辨别有可能脱落的来访者，在一定情况下找到促使来访者继续治疗的因素。咨询师通过经验在一定程度上也能判别来访者处于什么样的状态。同时我们也要正常看待来访者的脱落。

知识技能不够用

很多人会疑惑自己学的知识与技能到底有没有用，人们会觉得自己一直在输入，但是成效不明显，没有什么长进。这时候就容易怀疑自己现在所学知识的价值。

我们所学的东西都是有用的，这些内容都会成为你知识体系的一部分。可能在遇见现实问题时你会觉得自己所学的没有什么实用性，从知识到实际应用要有一定的转化，而这个转化的过程就需要一些综合素质。比如你的人文素养，你的创造性思维，你对当下的事情的一个把握，这些都是基于你之前的知识积累，基于你之前的经验，这些都是非常重要的。把以前学习到的东西进行迁移才能真正运用到实践中，你对当下的事情的把握都涉及你之前获取的知识。

以前学习到的知识只是书本上的，还没有应用。我们就是要把自己学习到的内容进行实践，将书本上的知识落到运用上来，在这个过程中，将理论与实际结合。很多时候都是这样，我们需要这样的方式将两者进行结合，“事上练”就是这样来的。就像心理学，我们学习到的都是心理学理论与概念，这些心理学原理可以丰富我们的科学心理学的思维与体系，但是涉及人文方面比较少，人文比较关注当下及我们与他人的关系。在咨询中，很多时候我们探讨的不是关于心理学科学的问题，而是探讨人文的东西，真正的疗效也就来自咨询师和来访者的关系。不是说咨询师把知道的知识转给来访者，来访者的问题就解决了。

在现实生活中很多问题都发生在关系中。关系不好，大家带着情绪办事，难免会出现一些问题。在心理咨询中靠的是咨询师与来访者的人格进行互动，在咨询师与来访者之间形成一个交互的场合，在这个场合中，咨询师与来访者互相交往，让来访者重新体验与感受，重新认识自己，重新觉察自己与他人之间的关系，重新提升自信心，重新提升自己面对问题的勇气，重新提升自己的安全感。这就需要自己去体验并面对自己的内心，慢慢提升自己的心理资本。这些不是通过知识能获得的，知识只能提供专业的技能方法，比如对于来访者的一个问题，咨询师认为有个方法技术可以帮助来访者，这属于知识体系里面的内容，这在咨询师与来访者的咨询过程中占比较小，更多的是咨询师与来访者之间你来我往过程中的人格互动。怎么样将自己的知识转化为自己人格的一部分，将自己的知识融入自己的人格中？在心理咨询中重要的不仅是知识，更重要的是你这个人。

我们每个人都会遇见一些问题，心理资本要进行提升，我们才会有信心面对接下来的困难，有动力去面对这些问题。咨询效果主要取决于三方面的技术：第一技术是咨询师，即咨询师的人格、态度、价值观、情感等。第二技术是经验，即咨询师对来访者的了解，对人情世故的观察。第三技术就是所学的心理学知识与方法。很多时候你感觉咨询效果不够好，可能就是因为你的第一技术与第二技术都不够好。很多时候关系好了，事情也就都好说了。在咨询关系一般的时候，来访者对咨询师说的方法与技术会觉得没用，因为他不信任咨询师。

作为一名新手咨询师要把自己的知识体系和基础打好，积累自己的经验，还要不断实现自己的心理成长，完善自己的人格。咨询师与来访者之间的关系对于咨询的效果非常重要。当来访者感受到你是支持他的，信任他的，温暖的，专业的，他就比较相信自己能解决现实中的问题，他内心能感觉到希望。

心理咨询师与来访者的关系是非常特殊的，这种人际关系既有亲子关系、亲密关系，还有朋友关系、合作伙伴关系，是多种元素相结合的特殊关系。合作关系中双方是平等的，彼此尊重的，有建设性与启发性。亲密关系中两个人你中有我，我中有你，我需要你，你也需要我。亲子关系中作为父母的要引导孩子，时而在前，时而在后，时而在左右陪伴支持。朋友关系中要互相尊重又有独立的自我，彼此互相需要。这是一个综合性的关系，并不是某一种关系，在不同阶段不同时刻所处的角色也是不一样的。

很多人觉得是自己的知识与技能不够用，其实并不是，而是你的心不够用。你的心没有觉察到他，你既没有感受到他，也无法把你心里面的感受表达出来。你好像无法与他进入一个新体验、新视角。如果你用心了对方会感受到的，他觉得你是真的站在他的角度帮他。每一个来访者的问题不同，人格不同，现状不同，咨询关系不同，当下不同，疗效因子也不同。有的人只要感受到他人的温暖就好了，有的人只要感觉到被支持就好了，有的人只要有个专业的人陪伴他，给予他专业的知识与方法，让他看到希望与可能性就好了。有时候你给的是鼓励与陪伴，有时候你给的是勇气与支持，有时候你给他了解与聆听，这些疗效因子都不一样。重要的是人们的心是否能看到。

心理咨询还涉及咨询目标的建立。咨询师要与来访者一起用心商定咨询目标，两个人一起为了这个目标而努力。没有咨询目标的心理咨询过程，就好像由咨询师领着来访者在一个迷宫里转悠，久而久之，两个人都筋疲力尽，头昏脑涨。许多来访者走进心理咨询室，为的就是解决问题，如果心理咨询师没有方向感，就不能很好地帮助来访者。

不管来访者怎么兜兜转转，咨询师都能带领来访者从不同的方向来到真实的现象旁边。每个人都有自我保护的本能，来访者虽然来到了咨询室，想获得帮助，但是对咨询师还是会有试探，还会有不信任和阻抗，这些都是正常的。如果在咨询中没有咨询目标，咨询师就可能把握不到真实的现象，在来访者还没有准备好的时候，强行进入来访者的内心世界，或者带着来访者面对他不愿意面对的事情，这样会让来访者感受到攻击，产生更强的阻抗。

在咨询中，知识技能很重要，咨询师的心也很重要。咨询师需要让来访者慢慢地放下自己的试探、不信任、阻抗，两者之间建立一个温暖、安全、信任的关系。在这样的基础上，来访者慢慢地打开自己的内心，让咨询师去看裹了一层又一层的伤口。只有达到这样的程度，咨询才能达到好的效果。

有些新手咨询师在来访者刚开始进行咨询的时候，就急切地想进入来访者的内心世界，当来访者还在犹豫和矛盾的时候，心理咨询师就迫不及待地拿起“工具”，到处去戳来访者的伤口。我认为这是一种不负责任的态度。

我经常比喻说，和来访者做咨询就像你去来访者家里做客，在大家关系还没有建立起来的时候，主人只会让你在客厅里面坐着，而不会让你参观家里的任何一个房间。这个时候不能着急，要把自己的能力发挥出来，去帮助来访者，而不是让主人和自己都生一肚子闷气，这就要看咨询师有没有用心了。

用心的咨询，咨询师的真诚来访者是能感受到的。咨询师的真诚是一个表率，当来访者感受到咨询师那样真诚地面对自己，来访者也可能会用真诚的态度，也将会学会如何用真诚的方法去沟通和交流。

那么怎样做到真诚呢？心理咨询情境下的真诚是一种深层次的真诚。他不仅仅是需要来访者实话实说，还需要咨询师有自我觉察的能力。咨询师需要对自己的表情、行为、情绪等进行觉察，感受到自己的每一个想法与念头。比如当你言语上说“我是支持你的，理解你的”，但是你在行为上把腿拢起来了，把胳膊抱起来，这就是明显的言行不一。咨询师在咨询中要注意来访者的一言一行，同时也要注意自己的言行，对自己的言行进行觉察。

自我觉察能力是真诚的重要保障，同时真诚也需要勇气。咨询师要勇敢地打开自己，面对自己，同时在来访者面前坦陈自己。向一个求助你同时接受你指导的人坦诚自己是需要勇气的。当咨询师对来访者说的内容感到困惑，可以把自己的内心感受告诉来访者，让来访者知道这种情况。这并不是咨询师的知识技能的问题，有时候可能是来访者故意以这样的方式来面对，可能他在现实生活中也是这样的。咨询师要将自己的这种感受告诉来访者，让来访者认识到自己这种情况，然后咨询师与来访者一起来面对这个问题。

长期咨询与短期咨询

前文已提到，咨询师与来访者的关系是一种特殊的人际关系，既像亲子关系，又像亲密关系，又像朋友关系，还像合作伙伴关系，它是包含了多种元素的特殊人际关系。

这种特殊的人际关系尽管包含着各种元素但又不是具体的某种关系。因此，心理咨询的时间要根据来访者的症状来进行判断，主要分为长期咨询与短期咨询。

长期咨询指咨询的期间比较长久，如两三个月，甚至数年。因为咨询的目的不仅在于问题的解决和症状的消失，而且还要改善来访者的性格及他们的行为方式，促进心理成长，所以需要的时间较长。长期咨询的重点放在深层心理的探讨、心理与行为改进的维持上。那种长期性的追踪式诊察与支持性咨询，一般不被看作长期心理咨询。

哪些人在哪些情况下需要常常做心理咨询呢？当然是问题越严重情况越严峻的人越需要接受长期的心理咨询。比如创伤后应激障碍。创伤后应激障碍的患者经历过一些创伤事件，当前正处于应激阶段，需要一段长时间的调整和恢复。又比如边缘性人格障碍的患者。边缘性人格障碍很难矫治，需要较长的咨询时间，当他们正在经历生活中的困境事件，例如离婚、亲人离世等，就需要给他们一个长时间的陪伴。

短期咨询是指咨询的期间较短。至于多长期限为短期，则意见不一，可能是三四次的会谈，也可能是十次，还可能历经一两个月。短期咨询的重点在于问题的解决和症状的去除。做短期咨询时，要把咨询的重点弄清楚，不把范围无限制地扩大，以至无法在短期内结束。

一些选择性的、发展性的咨询所需要的时间不长，基本上几次咨询就能把来访者的问题解决。比如每年高考孩子们家长的咨询。我们可以开办一个高考孩子家长的焦虑咨询小组，不需要这些家长来来回回地咨询，例如孩子紧张得睡不着觉，父母应该如何同孩子们相处等问题，咨询一次就可以将这些问题都解决了。高考前来咨询，高考过后就没有问题了。这就是发展性问题或者说是一般性的技术问题，而不是需要长期咨询的成长性问题和治疗性问题。

在从前的西方咨询里，一个来访者的咨询时间经常长达 5 ～ 6 年。弗洛伊德的整个职业生涯中一共只有 30 个的来访者，但是这 30 个来访者足够让他过上上流社会的生活了，衣食住行都是最好的。因为他的来访者分为三种类型，第一种是十分有钱的人，第二种是十分有时间的人，第三种是问题十分严重的人。这三种类型的来访者他们都有一个共同点，那就是能进行长时间的咨询，都是长期咨询。

其实，弗洛伊德的心理咨询是一种顾问式的心理咨询。什么叫顾问式的心理咨询？就是咨询师与来访者达成了一种协议，咨询师是来访者的心理保健医生或者顾问。通俗地说咨询师是服务者，来访者是雇主和服务对象，咨询师要为来访者服务。

一方面，社会的迅速变迁，人们生活节奏的加快，要求心理咨询更为经济和高效；另一方面，随着社会对心理咨询的需求的增加，咨询师面对更多的来访者，势必要缩短咨询时间。心理咨询也要跟着社会的发展和人们的需求不断地进步、调整和发展，这就促使心理咨询开始转型。后现代的心理咨询发展出焦点治疗法、整合疗法、各种艺术疗法，等等，这些治疗法都是快速的、短期的解决问题的方法。

后现代最经典、最具代表性的短期咨询疗法就是焦点疗法。

20 世纪 70 年代以来，心理咨询师不断地运用新方法、策略和技术来加快来访者改变的进程。有些研究者认为，咨询过程中往往是前几次咨询对来访者的改变有重大作用，因此，完全可以缩短后面的疗程以增加时效。但是随着短期咨询的发展，研究者开始采取改变作用于来访者的策略的方法来增加其经济性和有效性，即基于以下理念的改变来缩短疗程：一是关注来访者现在的问题，而不去探索深层次的历史和原因；二是认为来访者拥有解决自身问题的必要资源，在咨询员的指导下可以自己建构解决历程；三是认为小改变不可忽视，可以引起来访者现有思维、情感和行为方式的改变。因此，可以让来访者自己通过小改变引起更大的改变。焦点解决短期疗法（SFBC）也就是基于这种短期咨询的假设之上发展起来的，其中心任务就是从来访者现存问题出发，帮助来访者从自己身上寻找改变的资源和解决方法，从而推动来访者积极地改变。

焦点疗法强调的不是解决问题而是构建解决问题的历程。其主要咨询任务是帮助来访者想象他的生活会有怎样的改变，以及如何促使这些改变的发生。受后现代主义哲学观的影响，SFBC 是一种正向目标解决导向的咨询模式，强调的是建构咨询的历程而不是单纯地解决问题，认为来访者个人是建构解决历程的最大资源。此外，焦点疗法还强调一种系统观和变化的观点，即小改变可以产生大改变，个体改变可以引起整个系统的改变。

焦点解决短期疗法把焦点放在探讨问题不发生的状况。一旦白的部分扩大一些，黑的部分就减少一些；一旦白的部分增加一点点，整个系统就开始发生改变。即使只是一点点不同，也与原来的系统结构不一样了。这种四两拨千斤的效果在焦点疗法实际研究观察下得到支持，由于其正向思考及咨询时间经验等因素，使这个咨询法迅速地在美国心理咨询学界突起，广泛被应用到有时间限制的咨询及咨询机构，也包括学校。目前在许多社区心理健康中心、州立和私人开的医院、私人精神医院或诊所、心理和社会工作领域、学校以及牧师协谈等机构，皆持续运用与发展。

由于社会、经济和科技的快速发展，短期咨询逐渐代替长期心理咨询成为当代心理咨询模式的主流。因为它更省时省力，能更快看见效果，这种模式会更受当今社会和咨询界的青睐。但是这并不代表短期咨询已经完全取代长期咨询了，长期咨询同样有着它的过人之处，并且是短期咨询没有办法超越和取代的。当遇到一些过于严重的咨询问题时，还是需要通过长期咨询深入问题根本来达到更好的咨询效果。

因此，长期咨询和短期咨询没有谁比谁好之说，只有根据不同的情况，不同的来访者，不同的咨询问题而定。它们有着各自的优势，适合不同类型的问题，不是相互抵制和相互排挤，而是相辅相成，共同服务于社会，共同促进心理咨询的进步和发展。

媒体合作

在网络科技还不发达的时候，人们主要是通过什么形式来传播、普及和学习心理学的呢？几乎是没有什么途径的，大部分人了解心理学或者学习心理学都是通过书本或身边人的描述。这些途径传播速度慢，影响范围窄，甚至还会传播一些不正确的观点和理念。这无论对心理学的传播者还是心理学的接收者来说都是困难重重，传播者很难将一些正确的心理学理念传达出去，群众也找不到了解或寻求心理学帮助的路径。

如今，随着经济、社会、科技的快速发展和进步，我们进入了互联网时代。心理学的传播途径也越来越多样化了，主要有报纸、电视和自媒体等。接下来具体介绍我与媒体合作的经历，以及我对这些媒体的一些看法。

这些年来，从央视的《心理访谈》开始，各大卫视也推出了心理类节目。如果你有兴趣，晚上的时候打开收音机，几乎每个电台都至少有一档情感谈话类节目。伴随着这些节目的诞生，必然也有一些心理咨询师走到镜头前与大众进行互动，他们或睿智，或犀利，或温和，说出的话总是直指人心，让人惊叹：怎么他那么厉害，几句话就能解决那看似难缠的痛苦情结啊！

毋庸置疑的是，心理类节目对于把心理学推广普及到大众中去是功劳巨大的！最近几年来，各种心理学理论已经深入人心。

一开始，我使用的媒体是互联网。那时候的媒体对心理学有了认识，他们遇到与心理有关的问题，想让心理专家来评论一下，就上互联网找这类的专家，就联系到我。不同的阶段互联网上主要流行的社交平台不同。那个时候就是做网站、做论坛、做博客，后来才有微博。我是新浪博客健康专栏首页推荐的专家。

我其实不太理解媒体上做心理学的原因是什么。最早，我被一家卫视邀请去做了一段时间的心理节目。录制的时候我发现，媒体有一种思维，就是想要现场火爆，现场效果好。但是我是心理学专家，我来这里是要帮助来访者，不是为了节目现场效果火爆而去“修理”来访者，让这个现场变得又吵又闹。这次的合作并不是很愉快，4 个小时录制下来，经过剪辑，做出 50 分钟的节目。这次合作以后，他们没再邀请我，我也不愿意再去了。

但是，我有一些自己的感想。既然电视台打造的是心理类的节目，就得按照心理学的纹理去处理。媒体要效果，要渲染，可以理解，但是这是个助人的节目，首先要尊重心理学专家，一定要站在帮助人的立场上。其次，还要尊重上节目的来访者，他们是来寻求帮助的，不是来配合节目现场效果的。

所以我们应该怎么样做媒体呢？可以做自媒体，这样心理咨询机构就彻底活了。

自媒体又称“公民媒体”或“个人媒体”，是指私人化、平民化、普泛化、自主化的传播者，以现代化、电子化的手段，向特定的大多数或者特定的单个人传递规范性及非规范性信息的新媒体的总称。自媒体平台包括：博客、微博、微信、百度贴吧、论坛等网络社区。自媒体是基于互联网的社会化媒体，由于社会化媒体更加互动，更加快速，充分满足了每个人都想要发声的需求，同时其及时性也非常吸引人，因此社会化媒体瞬间拥有大量的受众群体。社会化媒体也需要有优质的内容，自媒体人就是这些内容的来源之一，而且是其中一股强大的力量！如果说以前你有满腔的才华不得施展的话，现在互联网时代，成为一个自媒体人是一个非常不错的选择，已经有许许多多前辈们通过社会化媒体获得了巨大的成功。

这是比较术语类和专业性的解释，通俗一点解释自媒体就是你自己开的媒体。比如我在今日头条上面注册了一个心理咨询账号，在我的今日头条下面有我的应用中心，这个应用中心就是自己的媒体，现在有 14.9 万粉丝，如果好好经营，在上面分享咨询案例或者一些专业性的心理学知识，做理论的科普和推广，很快便会有人来找你做心理咨询。就好像面对这十几万人开了一个心理诊所，每个月可以接几个到十几个心理咨询个案，帮助他人。

所以自媒体跟你的职业发展有很大的关系，往往可以推动你的进步和你职业的发展。而且平台还会给你钱，比如我与今日头条平台签约，那就是属于行业里的大 V，受到平台的认证，以后每回答一个问题，五百字以上，还有几百块钱。关键是，平台还会把我放在首页推荐给用户，让更多人可以看见我，了解我写的东西，就会有越来越多的人私信我。如果是一个心理工作室，成本其实就够了，先接电话预约的，暂时进行电话咨询，按小时进行收费，然后逐步发展成为面对面的咨询。

实际上我们是可以做自媒体，如果你的文笔不错，文章写得好，一边写，一边整理，最后还可以将你的文章和感受汇集成书集，传播给更多的人。这是一条路线。

另外，还可以适当去参加本地的电视节目。报纸现在的阅读量有限，但是报纸有一个好处，它是主流媒体，影响力强。有的报纸能够给你带来影响力，但不能带来客户。

微信公众号也是自媒体。微信公众号是开发者或商家在微信公众平台上申请的应用账号，该账号与 QQ 账号互通，通过公众号，商家可在微信平台上实现和特定群体的文字、图片、语音、视频的全方位沟通、互动，进而形成了一种主流的线上线下微信互动营销方式。你可以自己申请一个个人公众号，好好经营，在公众号上发表心理学的推文等，影响力也是不容小觑的。

那么，如何处理媒体与保护隐私的关系？目前不管是哪一类电视节目，其实一上去就等于个人隐私全部被公开了，如果你愿意或者决定通过电视节目的方式接受心理咨询，那么就要接受它给你带来的一切后果和影响。所以后来的心理访谈类节目，都是让邀请来的心理学专家们自己找愿意上节目的来访者，因为节目需要自愿并且足够独特的案例，这样才会有人愿意看，才会有节目效果，才会有收视率。所以只要能找到案例你就可以去上节目，但这其中存在着风险，因为带着来访者上节目，你不知道在做心理咨询的过程中会发生什么事，这都是不可控的。

那么，媒体上的咨询案例都是真实的吗？我的回答是：有真实的，也有不真实的。2005 年，我曾在电视台做了一个心理故事节目，节目中邀请的嘉宾和主持人是我找的人，专家是我，咨询的个案是我们心理机构的学员。这就带有不真实的成分。

还有一档心理类节目，里面的来访者、故事和咨询的过程全是真实的。有很多人都十分积极主动想参加这个节目，节目一开始来访者就开始吵，吵完以后发现都是很狗血的事。

老百姓们都特别喜欢看这些问题，每个人看了别人的问题都想出谋划策去帮助节目上的人。其实这个节目也是打着这样的旗号：我们请了心理学专家来帮助你解决困扰你很久、影响着你幸福生活的问题，这些心理学专家会认真聆听你的问题，最后帮助你。有些来访者还是有顾忌的，都是戴着墨镜和口罩来，也有想临阵脱逃的人，不想把自己的问题、自己的伤口或者说是最脆弱的部分暴露在大众面前，让人们评头论足。这时，主持人和编导就会鼓励他，“你要留在这里，老师或者心理学专家才能帮助你呀！”其实，在我的心目中，真正想要帮助人的地方应该是专门的心理咨询室。

我个人并不主张在一些真人秀节目上进行心理咨询，但是我主张可以去做更多的心理文化类节目，去宣传和科普心理学的现象和知识，比如心理知识的讲堂，我们可以讲古今中外的心理学人物，对他们进行详细的分析，把心理学知识串联进去，可以解读诗词歌赋里面的心理学思想和心理现象等。

我曾在《广州日报》连续写了三年的专栏，最开始写是出于自己爱看爱写爱思考，喜欢评论，写个千儿八百字，一个月写四次，就能获得几千块钱的报酬。关键是《广州日报》发行量非常大，看的人也非常多。

后来南航《精英生活》杂志的主编跟我说：“韦老师，我给你开一个专栏，专门用来解决人的心理问题，将你的知识、技术和经验，你助人的过程和心得写到这个专栏里面，我们发表出去。”杂志每周一发行，在南航所有的飞机上都有。这意味着，只要是乘坐南航的旅客都有可能读到我的专栏，并知道我。

慢慢地好多粉丝就来了，常常有人与我搭讪："韦老师，我在南航杂志上面看到你了。"有一天，我去看中医，前面排队的阿姨问："你是不是韦老师？"……

其实在一些媒体杂志上，确实是可以经常写一写心理学的文章以及自己的一些专业性的知识、技术和体会，可能人家正在等着看你的文章，他真的愿意尝试付费找你做心理咨询。

之所以有些人总是觉得没有办法，做不来，办不到，其实总结起来就是不勤奋，不动脑筋，不愿意去尝试，其实机会到处都是。一句话，做不成就是你不用心。

当你决定踏上了心理学这条道路并真真实实、脚踏实地在前进着的时候，真的可以让你比以前更加发光发亮，可以让你有更多的机遇、更多的选择，站在一个更高的平台上俯视这个世界的大好风光。

机构与个人发展

我们来说说个人与机构的关系。

在《精神卫生法》出台前，虽然二级心理咨询师并不具有开业资格，但可以开一个心理咨询机构，只不过要求医疗除外、违反中国相关法律的除外。这个定义是很模糊的。当《精神卫生法》出台之后，法律上给出了明确的规定和定义，社会上的心理咨询师没有治疗病人的权利，只能做一般性的心理问题咨询。

目前，虽然心理咨询师职业资格证已经被取消了，但有的地方可以注册心理咨询机构，而有的地方就注册不下来，这说明地方之间存在着差异，对政策的解读也各有不同。当前的心理咨询市场十分不明朗，不确定哪个部门负责这一范围，因此没有人可以批准这一类公司的开业。

当你开了一家心理咨询公司，就可以给来访者做心理咨询了，但提供的心理咨询服务属于医疗范围以外，法律规定不允许你治疗精神病人，你没有诊断的资格。然而，如果来访者中有疑似精神病患者，你为他提供了心理咨询服务后可以进行判断，如果是精神病人，就要建议他去医院找心理医生。心理咨询师没有处方权，是不能治疗精神病人的。

曾经有学员问能不能开一个团体工作坊。我的回答是：能。可以利用网校学习的课程。比如学习了积极心理学技术这门课，你就将学习内容重新设计一下，做个 PPT，开办一个积极心理学技术班，两天收费 600 块钱，当招到 20 ～ 30 个学生的时候就能开始上课了。

很多心理咨询机构是个人机构。在这里，个人怎么发展？这是一个很值得我们去探讨的问题，机构与个人是什么关系？

如果说机构是你的，那么机构和你这个人是什么关系呢？是你去经营这家机构，要把这家机构经营成一个商业的机构去赚钱？还是这个机构经营你，要把你这个人经营成一个著名的心理专家？大家要搞清楚，是机构为你服务还是你为机构服务？也就是说，你是做平台还是专业？

那我对个人与机构的定义是什么呢？从一开始，我对韦志中心理咨询工作室的定位就是它为我服务而不是我为它服务，我需要一个机构让我干好专业。在我的机构里，我带领几个助理，他们帮忙打理工作室的日常事务，我能腾出手来走我的专业道路。

这是我一开始对机构的定位：机构为我服务，我为心理学服务，心理学为社会服务。机构可以没有，因为我也可以随时没有，但是心理学会一直在，社会对心理学的需要也会一直存在。假设机构消失，然后人消失，但是心理学这门学科是不可能消失的。假如心理学没有了，被其他学科合并了，合并成了社会学，以后没有心理学了，那社会服务还在吗？只要有人在的地方社会服务就会在。

因此，我们要明确，谁先没有？谁最不重要？机构最不重要。

确定了机构是为我服务的定位之后，个人的发展方向就清晰了。我在经营机构的同时是为了将自己打造成为一个专业的人，是为了成长自己，经营自己的生命状态。我们要知道，无论做什么事情，遇见什么人，这所有的一切都是为了遇见更好的自己。

有些有名的心理学专家开机构，但是每一次开都会亏，这是什么原因呢？他就是犯了这个错误，他想利用自己的人脉和影响力将这个机构开起来，而不是利用这个机构将自己经营和打理得更好。开机构有两种方式，一是注重平台的打造，纯商业型，请许多心理咨询师来坐诊，管理他们，让他们帮你赚钱，经营好。二是开一家独立的，专门为自己服务的，能让你专心做一位专家的机构。

但是，打造平台是很困难的。因为这需要商业资本运作，所以最难的是要将机构壮大，这需要搭上人脉、时间和金钱，会使花在自己成长上的时间和精力变少。并且在这过程中，付出多回报少甚至没有回报，为他人作嫁衣的情况都有可能出现。

最好的方式是，如果大家有条件，自己开机构，但是不要自己租房子，可以找一个社区，通过商量从社区获得办公场所并为他们提供服务。这是一种合作的关系，不需要掏钱，开设的心理工作室为社区服务并成为社区的参观点和特色。类似于这样的地点还有妇女儿童中心等，都可以去尝试。

网校是什么？我认为，网校就是实现我、实现跟着我的一批批心理学工作者的个人成长和自我价值实现的一个平台，当我们实现了这个目标以后，就会开始去追寻更高和更好的平台。

所以我认为个人与机构的关系就是机构为我个人服务，我为心理学服务，心理学为社会服务，这是一个良性循环，每一环都好好的，没有那么复杂。在这个过程中，我终于成为一个优秀的心理咨询师，这是我个人成长的一个经历。

钟年老师曾说，无论是学习还是社会上的实践，如果非要分派别，那就只有一个派，就是科学派。只是有的人在社会上做应用类的心理学，另外一批人在学院里进行教学和科学研究。虽然侧重点不同，一个侧重实践一个侧重研究，大家的目的都是服务社会、服务社会上更多的人。

但是这中间确实有一条河，这条河隔开了学院派的心理学专家和社会上实践的心理工作者。以前，这条河上只有一条“绳索”，有些人可以通过绳索攀到对岸，比如说我就是靠着这条“绳索”爬到对岸的，向学院派的心理学家们交流和学习。所以我早前便进入一些高校去做他们的客座教授和研究人员。

之后我就一直有一个愿望，就是在这条河上修一座桥。让应用心理学派和学院研究派可以互相了解，相互交流，放下各自的偏见和不理解，转换思想，推进心理学的发展，让心理学更好地为社会服务。

中国心理学会、心理服务机构工作委员会成立了，其中有大学心理学院的院长、教授，有社会上的实践专家，大家组成一个几十人的专委会，说明两派已经胜利会师。所以在这种情况下我们要继续沟通，而且要合作，那么无论在哪个阵地，无论在主流阵地还是非主流阵地，在研究阵地还是在实践阵地，都是一颗真心、一颗公心地去经营心理学，大家最终会走到一起，共同为中国的心理健康事业贡献个人的力量。

个体咨询转向团体咨询——我的第一次转身

心理咨询是指运用心理学的方法，对心理适应方面出现问题并企求解决问题的求询者提供心理援助的过程。需要解决问题并前来寻求帮助者称为来访者或者咨客，提供帮助的咨询专家称为咨询者。来访者就自身存在的心理不适或心理障碍，通过语言文字等交流媒介，向咨询者进行述说、询问与商讨，在其支持和帮助下，通过共同的讨论找出引起心理问题的原因，分析问题的症结，进而寻求摆脱困境解决问题的条件和对策，以便恢复心理平衡、提高对环境的适应能力、增进身心健康。

心理咨询从内容上分则包括：发展性心理咨询和障碍性心理咨询。发展性心理咨询又称为健康心理咨询，咨询内容包括学科专业的选择、职业生涯规划、个人潜能分析等，注重解决个人成长过程中遇到的发展问题。障碍性心理咨询涵盖面较广，也比较复杂，难度比发展性心理咨询大，比如人际关系障碍、情绪情感障碍，严重的有性心理障碍、神经症、人格障碍等。心理咨询从形式上则有许多分类，例如个体咨询、团体咨询、家庭治疗、私人心理顾问，等等。

在这里我们主要介绍心理咨询的两种主要形式：个体心理咨询和团体心理咨询。个体心理咨询是心理咨询的基础类别，有别于团体心理咨询，具有针对性强和一对一操作的特点。团体心理咨询是相对于一对一的个体心理咨询而言的。顾名思义，它是一种在团体情境下提供心理帮助与指导的咨询形式，即由咨询员根据求询者问题的相似性或求询者自发组成课题小组，通过共同商讨、训练、引导，解决成员共同的发展或共有的心理问题。团体心理咨询既是一种有效的心理治疗，也是一种有效的教育活动。团体心理咨询也称作团体咨商。

总而言之，个体咨询就是一对一，而团体咨询是一对多，但是，标准的模式是一个团体不能超过 12 个来访者。

相对于个体心理咨询而言，团体咨询有这么几个鲜明、显著的特点：

第一，团体咨询感染力强，影响广泛。这是因为群体的互动作用促进了信息的传递和自主性的激发，也就是团体动力的形成。在团体中，团体动力对于团体目标的实现有着很重要的作用，而团体成员也是靠着动力来相互作用、相互影响从而解决团体中各个成员自己的问题。

第二，团体咨询效率高，省时省力。相对于个体一次只解决一个人的问题，团体在解决问题方面，时间和精力是很有效率的。并且，团体中的复杂性也会给团体成员其他的收获。

第三，团体咨询效果容易巩固。专家指出，“团体咨询的基本原理是它提供了一种生活经验，参加者能将之应用于日常与他人的互动中”。也就是说，团体咨询创造了一个类似真实的社会生活情境，增强了实践作用，也拉近了咨询与生活的距离，使得咨询较易出现成果，而成果也较易迁移到日常生活中。

从个体心理咨询与团体心理咨询各自的特点，我们总结出二者之间的主要区别。在互动程度上，团体心理辅导的情境可以提供各种与他人交往的机会，体验亲密的感受，能够满足成员的社会性需求，得到多方面的回馈，使求助者获得他人对于行为交互作用的反应和启示。个体心理辅导的情境中，人际互动为一对一的形式，深度够但广度不足。

在助人氛围上，团体心理辅导的条件下，“我助人人，人人助我”。求助者不仅可以得到接纳、援助，并且也给予别人援助，团体越有凝聚力，成员之间就越能相互扶持，这种合作的、参与的关系有利于成员间增进亲近感，成员的相互作用可以促进互相教育、互相启发，从而影响成员行为改变。个体心理辅导条件下比较欠缺这种合作、互助、分享的关系和气氛。

在问题类型上，团体心理辅导在处理人际关系、社会交往问题时，通常优于个体心理辅导；个体心理辅导在面对个人深度情绪困扰问题时更加合适。

在咨询技术上，团体心理辅导情境中，人际互动多样且多变，领导者面临的问题非常复杂，领导者必须了解求助者的感情，并且在辅导过程中帮助他认识自己的感情，而且要观察辅导的内容对其他成员带来什么影响，引导各个成员参与讨论。在团体心理辅导过程中，领导者不仅要了解讨论的内容，同时还要关心成员的相互作用及关系，仅有个体咨询技巧是不够的，领导者必须敏锐觉察团体的特质和动态，使用各种“催化”技巧，以使团体的潜力得到发挥，团体的目标得到实现。

在工作场所上，团体心理辅导需要较大的活动空间，并且需要按照活动内容特别布置和安排活动空间；个体心理辅导需要较小的空间，不用特别布置，能够使辅导者和求助者舒服地坐着交谈即可。

个体心理咨询好还是团体心理咨询好？其实这个问题的答案就是

团体心理咨询和个体心理咨询都好，各有各的好。

当来访者的问题言辞性强，那么他的问题便不适合在团体咨询中解决，他在个人咨询中的体验会更深，咨询效果也会更好。因此，我们可以知道，个体心理咨询的优势是解决问题更深入，更适合解决深度问题。团体咨询的优势也很明显，团体咨询可以同时服务更多的人，省时省力。在团体咨询中，团体成员们之间的互动本身可以作为治疗的因素。比如说，个体咨询中，咨询师与来访者之间的互动更多是靠咨询技术和咨询师本人的人格力量去推动；而团体咨询中靠的是团体动力的推动。团体中的多个成员之间建立的团体动力相互推动影响，使团体成员发生改变。关于深度层面，有时候团体心理咨询所带有的深度可能并不会低于个体，而且有可能更深入。只不过从普遍性来说，个体心理咨询更有利于深入来访者的问题，而在团体咨询的过程中深入探讨来访者的问题的机会比较少。这是个体咨询与团体咨询各自优势的基本情况。

从当下的社会需要来说，团体心理咨询一直以来都没有个体心理咨询受社会的重视。因为，心理学的发展一直以来都是服务于小部分人群或者是患病人群的。直到最近的二三十年间，因为社会一直在发展进步，当社会发展到一定高度，经济进步到一定程度时，人们对幸福感的需要更强烈，对生活状态要求更高，所以心理学开始在人们的日常生活中起着越来越大的作用，人们参与度也越来越高。

这种需要不是医疗的需要，大部分人实际上不需要治疗，他们是需要心理服务。如果心理学工作者进行一对一的服务，把全部需要心理服务的人都服务一遍，这显然是不现实的。因此，随着社会需要和人文需要的发展变化，人文获得了社会上更多的关注，人们的需要从物质层面、生存层面、发展层面变成了对幸福追求的层面，对美好生活向往的层面。这个时候，个体心理咨询就会显得力不从心。

这时，我们可以对心理学服务大众的结构进行调整。个体心理咨询还可以继续针对问题较严重且需要深入问题的小部分人群，而团体心理咨询成为一种服务大部分人群很好的载体。

所以从这个角度来说，在社会心理服务的层面，团体心理咨询就好于个体心理咨询了。也就是说在心理咨询与治疗方面，个体跟团体是旗鼓相当的。但是如果在社会服务层面，那么就是团体作为主导了。

2018 年，我又重新回归团体心理咨询，因为我们已经看到接下来社会服务将会蓬勃发展，而本土的心理咨询团体就要立足于社会服务。那么在这种蓬勃发展的背后就需要大批的团体心理咨询师，需要各种各样的在不同的人群中开展团体心理服务的模式和技术。我们要挑选一些团体心理咨询师和心理技术人才，然后进行定向培养。所以团体心理咨询将会变得更好。团体咨询和个体咨询本身没有好坏、先后之分，只是现在的社会背景会推动着团体心理咨询前进。

如何从个体咨询转向团体咨询呢？一方面，原本从事个体心理咨询的人要转向从事团体心理咨询其实是比较容易的。但是，并不代表只要会个体咨询就会团体咨询，在进行转换的过程中还是要经过专门的培训、训练和实践的。另一方面，如果没有个体心理咨询经验，能不能直接去从事团体咨询工作呢？答案是可以的。因为团体心理咨询分很多种不同的类型和层次。如果个人要转向治疗性的团体咨询便需要个人治疗的经验；如果是转向教育性的团体咨询，那么，曾经有在课堂上讲课，有在生活学习上研究过教育经验的人，做过教师的人便可以直接转向教育性团体咨询或心理健康教育的团体。最后，如果是服务性的、围绕幸福和一些高端心理需要的团体咨询，比如学习成长团体、读书会的成长团体，或者是在社区里开展知识性的团体等，这些心理咨询团体都不一定需要具备个体心理咨询的经验，你可以重新学习团体心理咨询的知识与技能，然后在社区里开展知识性的或者陪伴性的团体咨询。

在开展团体咨询的过程中，你既是一个活动的组织者，也是一个心理学的服务者，你有两个身份结合在一起。今后会有大批的社区需要开展帮助社区居民提升生活幸福水平的服务型和知识型团体。我们现在可能会把这样的服务者叫作社区团体带领者，社工专业的人把这类团体叫小组，先叫他们带小组。

那么现在社工专业出身的人有一个问题，因为他是从社会学的角度去做社会服务，而社区的居民现在更多的是需要心理的服务，所以社工要学心理学。那心理学出身的人呢？要学会用社会学的视角和模式在社区里开展团体服务，运用心理学去做社会服务，这两者之间要相互融合。社工和心理咨询师最终会合并成一个人群。

现在还在探讨社工的分类问题。到底要不要分？例如现在的法律社工、医疗社工、心理社工。实际上中国社会工作联合会、心理健康专委会已经在培训启动了，有中社联颁发证书的心理社工师，现在叫社工心理服务的技能专项培训。

我已经被提名担任心理健康专委会的常务委员，就是本会团体下面成立了本会团体学部，是一个学术组织，以后可能会更多地和中社联合作。

这就说明团体心理咨询是我们准备进一步发展的方向。换言之，就是一边是心理健康领域，一边是心理治疗领域，一边是社会服务领域，我们现在正在往社会服务领域进行大方面的转向。这是很关键的一点，过去我们认为团体心理咨询或者团体心理治疗是指解决人们心理疾病的一个概念，现在我们应该将这个概念转化成团体心理咨询师是做社会服务的，这是不一样的。

咨询转向教育——我的第二次转身

咨询转向教育实际上就是我的职业生涯或者我的自我规划中，从治疗到教育再到服务这个过程中的第一个阶段。我由一开始的心理咨询转向了心理教育行业。

广义的心理咨询含义在前文中已有列出，在此不再赘述，由此可见，心理咨询包括了心理治疗。在西方，心理咨询就被称作心理治疗，并没有咨询这个说法。在香港叫作心理辅导，在台湾叫作心理咨商，在中国内地叫心理咨询。这个咨询实际上包含了这四个意思。

什么是心理教育？心理健康教育是根据人们的生理和心理发展的规律和特点，运用心理学的教育方法和手段，培养人们良好的心理素质，促进人们整体素质全面提高的教育。

我们来具体分析心理咨询与心理教育的区别。

在工作的目标上，心理咨询关注的是个性问题，目标是促进个体的心理发展，提高心理成熟度，使个体更加适应社会生活，并且在社会竞争中具备多元选择的能力；心理教育更多关注心理的共性问题，一般心理规律和常见心理现象，并在此基础上，普及心理知识和理论概念。

在工作角色上，心理咨询中给予心理援助的叫咨询师，前来寻求帮助的叫来访者；心理教育中，就是心理教育者和受众。

在工作方式上，心理咨询是较封闭的形式，有着严格的工作设置（保密、时间、付费等），个体咨询是一对一，团体咨询是一对多。

心理教育是开放的形式，比如培训、讲座、沙龙、电视广播节目等。

在关系特点上，咨询师与来访者之间是一种双方的较深入的关系，而心理教育者与受众之间是一种单向的较浅显的关系。

在起效原理上，心理咨询中，来访者常常将自己在生活里的关系模式带进和咨询师的关系里，二者通过不断检视咨询关系去认识和理解来访者，也通过建立这种安全、信任和支持性的关系，让来访者的心理功能得到再发展；在心理教育中，心理学教育者会将问题、现象和规律进行概念化，提取出较容易理解和实践的部分，以便于传播和操作。

而对主导者能力要求方面，心理咨询师需要较多的理论和知识的积累，个人心理情结的修通即个人体验、系统的受训和持续的专业成长。在这基础上还要具备共情理解的能力、悬浮注意的能力、耐受未知和模糊不清的能力等。心理教育者也需要较多的理论和知识的积累，并且要有将理论和知识进行结构化的能力，将专业术语日常化的能力，一定的现场把控能力，良好的语言表达能力，调动受众的热情和注意的能力等。

综上所述，由于心理教育与心理咨询所需要具备的能力各有不同，所以，优秀的咨询师不一定同时也能很好地驾驭心理教育的工作，反之亦然，但是，能够同时在这两种工作中切换角色的专业工作者也有很多，例如许多大学教师，他们在大学教课的同时也是学校咨询中心的咨询师。

心理咨询与心理教育不能说谁比谁更好，谁比谁更具优势，它们都各自存在优点和缺陷，我们应该根据不同的情况、不同的性格、不同的能力进行判断和选择。

心理咨询中，来访者可以借助咨询关系由浅入深地认识和理解自己，并从中获取成长的力量。心理咨询可以让来访者的心理更加成熟，能够在社会期待和自我需要之间找到舒适区，找到平衡。心理咨询让来访者更容易建立亲密关系，并在亲密关系中受益。心理咨询让来访者的内心更加自由，经常感到内心充满力量。

除了这些，心理咨询还存在着一些局限性。首先，由于咨询师的时间和精力的限制，能够提供咨询的时间是有限的，加上心理咨询费用不是所有人都能承担，这使得心理咨询只能作为小众人群的选择。其次，在心理咨询的过程中，来访者会体验到种种此前被压抑的不适情绪，这并不好受。咨询师处在中立的位置，不会给来访者明确的建议和指导，这往往让那些混淆了心理咨询和心理教育的来访者感到失望和愤怒。最后，心理咨询的起效缓慢，常常需要投入一段较长的时间，但是当来访者过于焦虑时，就会很难投入这样的咨询关系，更无法忍受咨询初期的模糊不清和不确定感，使得那些需要被帮助的来访者，很难通过心理咨询获益。

心理教育可以快速、广泛地传播相关知识和理论，让尽量多的人能够了解心理学知识，推广心理学，让更多的人受到心理学带来的积极影响，也让人在现实生活中，能够从心理学的视角去思考和看待问题。心理教育可以解决一些较浅层的心理问题，比如纠正局限性的信念、缓解负面情绪、正确看待自己，等等。心理教育在费用方面会比心理咨询低一点，也更经济实惠。此外还有些具有娱乐性的电视或电台的节目，通过观看别人的难处、困境和不幸遭遇，会给人带来一定的优越感和幸福感。

心理教育也有一定的局限性。心理教育很难帮助解决个性化、较为复杂的心理问题。当受众的理解能力有局限时，可能会曲解教育者的本意，反而走入心理自助的误区。心理教育的起效会比较快，但是效果难以持久。专家的权威感会带给人们心理安全感，这种安全感很容易让人快速平静下来，从而不再感到焦虑，也有可能很快就知道了自己问题的根源所在，也会让人找到确定感。但是知道根源与问题解决不是对等的，知道了问题的根源，并不会带来问题的解决，即不等于问题就被解决了，就好比一个人知道了自己肚子不舒服是因为消化不良，并不会带来消化不良症状的消失，仍然需要一段时间的专业帮助和自身的努力才能真正解决问题。

心理咨询是解决问题的，心理教育是提升人的心理素质的。心理教育是面对所有健康的人，而心理咨询只面对一部分有问题的人。

心理咨询转向心理教育和心理教育转向心理咨询，两者之间也是容易过渡的。那么现在我们要谈为什么心理咨询要转向心理教育。

心理咨询进入中国这20年来，我们并没有打开市场，并没有让全中国人民都享受到心理咨询的福利，这个专业没有做到。

没有做到的背后其实有一个巨大的因素，不光是科普不到位，更是文化的问题。中国人解决自己的心理问题的方式更倾向于教育的方式，就是我愿意去学习，去参加一个课程，从而改变自己，但是我不愿意你来帮我开导，通过我去找你做咨询来解决我的问题。

我们应该去寻找这种本土性的心理咨询。大家报名来上课，学习心理知识和心理学方法，学习怎么样能更好地解决生活上的问题，怎样更好地经营自己的生活。这是心理咨询转向心理教育的原因。

而且，上课在人们看来，购买的是一个实实在在的产品，但若买的是咨询，就是让咨询师和你聊天，聊天是一个产品吗？聊天不是产品，为了聊天而花出去的钱始终让人感觉是亏的，但是，花钱上课不是亏的。上课卖的是课，上课往往带着书本，而书本里包含了许多知识。但聊天没有书本没有知识，它不能成为产品，这是两者之间最大的和根本性的区别。因此心理咨询一直很难打开市场。

实际上，我们班组就要这样形象化，要把这一步叫作中国特色的心理咨询道路，就是上课。

教育转向服务——我的第三次转身

刚才说的是心理咨询与心理教育，现在我们来说说心理教育与心理服务。

社会服务是以提供劳务的形式来满足社会需求的社会活动。它包含了两种定义。狭义指直接为改善和发展社会成员生活福利而提供的服务，如衣、食、住、行、用等方面的生活福利服务。广义的社会服务包括生活福利性服务、生产性服务和社会性服务。

因此，我们一直强调的社会服务更多的是指在社会需求里面对支持、陪伴和文化的建设，帮助对自我的一些发展。它不是咨询性的，不是治疗性的，不是有问题了来咨询，而是帮助提升你的幸福生活。

所以说很多人都可以进入团体分析。现在很多人学了团体咨询以后，回到自己的工作和生活中开始你分析我，我分析你。这些分析就是在团体咨询培训中小组里常做的。

那么教育呢？是传授知识，是启发你，让你获得更好的认识，从而去解决现实中的问题，提升你的生活质量。而服务是通过上课来满足受众的需要。我来上课，想要变得更开心一点，怎么样才能开心一点？我跟你聊一聊。

那么心理学提供的服务是什么呢？你来了以后，带着你一起讲心理学的有趣故事，越讲越开心，越讲越没有烦恼；带着你一起做手工，等等。这是你享受的服务。

从教育到服务是一个概念性的转变。我们一听说是服务就觉得变得很高级，为什么？教育让人感觉自己还十分迷茫，别人高高在上的要教我，好像硬塞东西给我。服务便不是这样了，服务让人感觉我是来获得的，是来享受的，因此概念性的转化使人在理解上便产生了不同。

其实，从咨询到教育，再从教育到服务，在这中间，做了几次转换，但是到最后还是回到了咨询。

人们来找你上课，事实上是他生活上的问题没有解决，你给他讲完故事后，他有可能会开始放松，他原来的问题也有可能就解决了。在这整个过程中，我们不是以解决问题为导向，而是以提高大家的幸福感和享受当下、享受舒服的生活为导向，但是最后却达到了解决问题的结果。

人们一开始来上课不是为了解决问题，只是带着烦恼来诉说他们的故事，我们提供一个听故事服务，最终他们烦恼没了，问题也迎刃而解。这就是将服务作为解决心理问题的切入点。

请注意，在教育和服务这两者之间，教育更多的是要组织人群，如招生、报名；而服务是在组织内，更多的是批量地对一个人进行服务。心理教育更多的是面对市场，招生，打开门做生意；而服务是直接跟某个社区谈，帮你服务。

因此，就看我们是准备用哪一种途径去做这个工作了。如果我们要做社会工作就是服务；我们要是做生意，开公司，做教育平台就是做教育。

但是，我们应该把这三者串联在一起。实际上，咨询是解决人们生活上、工作上或者学习上的烦恼和问题，教育是学习的方法，提高自己的途径，服务则是一种享受。当然，三者在个人的追求层次上也会不一样，咨询一定是有问题的人，教育更多是想提高自己的人，而服务是追求更好生活的人。最终，这三者都会成为我们通向幸福生活的一条路径。

为什么要从心理教育走向社会服务？未来的社会服务更多的是由政府购买并提供，因为社会越来越进步，社会的福利也会越来越好，所以最终我们会为组织、为政府服务。就像我们的网校，我们实际上是在做心理教育，我们不说是心理咨询，我们也不承担心理咨询的结果，不承担心理咨询的义务。但是，大部分的人通过在这里学习，他们自我解决问题的能力得到了提高，他们的问题也得到了解决，自我调节情绪的能力也得到了提高，这就是达到了咨询的效果。有些人在我们的网校学习之后，可能比去做心理咨询得到的效果更好。我们经常能收到很多学员写来的感谢信。

假如说，网校变成了心理服务大学，那么之后呢？也许我们会和一些地方签约，例如和一个小企业老板签约，他签约了我们的大学，那么他的员工就全交给我们服务了。

一个校长来我们这里报名，我们就可以打包这个学校一整年的心理学服务，所以我们服务大学，可能只招 100 个学生，但这 100 个学生实际上就是 100 个组织。而社会上需要通过心理健康教育去提升的人们就进入我们创办的一苇渡心教室。我们以后的目标就是：服务大学、一苇渡心心理学科普教室和本会团体心理学院三位一体，我们这种调整的背后实际上就是在不断地适应和满足当下社会的不断变化和进步。我们每一年都会做具体的调整。

研篇

凡事总需研究，才会明白

学院派和江湖派，都是科学派

在心理咨询行业，按照从业人员分类，大致可以分为两类：学院派与江湖派。

学院派：是心理学的科班生，他们经过心理学系统的理论学习，接受过心理学的专业培训，在心理学的某个方向上有深入的见解。他们一般是高校的教授。

学院派也有自己的不足。由于对某些心理学理论和学派相当执着和迷恋，对其他的流派和方法非常排斥，有点学术之争的意味。大部分学院派的咨询师缺少社会实践经验和心理咨询经验，市场营销观念有时比较差。另外，学院派的有些咨询师在咨询中比较容易遇到职业瓶颈，迷失方向，有时也会在咨询中不知所措，特别是固守某派理论无法产生效果时，职业的危机感比较严重。

江湖派：没有太多的医学和心理学基础，半路出家，对心理学和心理咨询感兴趣，通过心理咨询师考试拿到心理咨询师资格证书或者参加过一些心理咨询技术的学习，同时想通过心理咨询来实现自己人生价值的心理学工作者。他们灵活地运用心理学的技术与方法帮助人们解决心理困惑。

江湖派的缺点是他们是半路出家的，理论功底不够扎实，对于正规的心理学的学习有相当的难度，因为时间和精力有限，对于实用和有效的技术非常感兴趣，比如流行的家庭系统排列、催眠、意象对话、音乐治疗、内观疗法、绘画治疗、舞蹈治疗等技术，不需要太多理论基础。他们参加各种技能培训班，追求短期成效，有些学习得不够深入，就直接在咨询中进行运用。在江湖派中还有一部分是以开公司和整合资源为主的，本身不从事心理咨询，但是利用学院派的名人做文章，开展培训业务。

中国心理学一直以来专业发展比较薄弱，正规军相对比较少，当前行业的准入门槛相对比较低，江湖派成了心理咨询行业的主力军，导致咨询行业鱼龙混杂，咨询师水平良莠不齐。

江湖派的优势在于比较能包容各种理论技术和方法，以实用为目的，市场推广和营销工作做得比较好。缺点是没有太多的专业基础，对心理咨询行业本身很多标准和原则无所顾忌，咨询关系、助人情结泛滥，对某种技术过分夸大，心理游戏模式的重复，移情和反移情问题的不当处理等。让普通民众对心理咨询行业有很大的误解。

学院派与江湖派在目标的选择上有所不同。学院派的取向是实证，目的是追求真理，发现事情的前因后果是学院派的咨询师要深究的。学院派的专家爱钻研，愿意在某个方向一直深究下去，找到他们认为的原因。他们偏向于用实证科学的研究方法来证明某观点。他们注重深度与依据，解释现象发生的原因，不大能接受没有科学研究就得到的结果。江湖派的取向是市场，目的是应用。市场非常讲究效率，江湖派的咨询师要善于在咨询中使用能产生效果的咨询技术，他们会学习掌握多种心理咨询技术，在咨询中灵活地选用自己所学的咨询技术与方法。他们注重使用技术帮助来访者解决问题，而不太关注来访者为什么会出现这样的问题。

学院派与江湖派在培养方式上也有差异。学院派的导师尽力培养自己的学生，希望自己的弟子博学并集百家之长，不断提升自己，找到自己感兴趣的研究方向，在学术上不断创新发展。江湖派的有些咨询师喜欢将自己的学生培养成追随者，信任自己，推崇自己的思想与看法。

学院派与江湖派两者是紧密联系的。江湖派所使用的技术与方法并非都是来自经验，有些是来自学院派的研究成果，当然他们也希望自己的经验能够得到学院派的论证与证实。学院派追求真理是为了更好地造福这个社会，当然也要回归到应用。学院派在理论推广上的作为是有限的，很大程度上需要依靠江湖派。所以学院派可以与江湖派进行合作，互相学习。

学院派与江湖派都是既有优势也有劣势。江湖派在社会上进行研究，学院派在高校进行教学与研究，研究都是为了心理学科的发展，服务更多的人。我们都需要使用科学的方法进行心理学的研究与应用。在学院派与江湖派之间有一条河，怎么在这条河上修一座桥，让学院派与江湖派进行连接呢？学院派与江湖派的侧重点不一样，谁也没有必要瞧不起别人。江湖派要主动向学院派靠拢就要在科研上下功夫。不管是学院派还是江湖派都是为了心理学的发展而贡献自己的力量。我们要对科学的心理学进行研究应用，学院派与江湖派就要互相借鉴，互相学习。

我就是主动地向学院派进行交流学习。我是比较早地加入那些高校做心理研究员以及客座教授，主动地进行科学研究，发表论文，撰写书籍，并积极地参加心理学的会议。在这个过程中，不断接触学院派的心理学工作者。

这些年我一直有一个愿望，就是将桥两边的人连接起来。桥的这一边是所谓的学院派，桥的另一边是所谓的江湖派；这一边是心理学的理论支持，另一边是心理学的社会需要。我们如何将心理学的理论放在社会需要中呢？心理学理论本身就是因为社会需要才产生的。我一直在社会上做心理学技术实践与研究，希望有一个高校的学术背景来支撑，希望自己更多地往研究方面发展，往学术方面发展，往学者方面发展。当时武汉大学有一个现代心理学研究中心，他们以研究中心的名义聘请我做特约研究员，这样我就跟武汉大学建立了一个学术交流机制。不管是学院派还是江湖派，我们都是为了心理学这个行业在努力。

学院派与江湖派都是心理学的一分子，只有我们以更加开放的心态来面对，心理学才能更好地发展。我一直在修桥事业上努力着，大量的心理咨询师需要走这种互相学习的路线，走这种自信、自尊、理性、平和与积极的路线，一起为心理学努力。

定量研究 PK 定性研究

定量研究与定性研究称为量化研究。两者是个相对的概念，都是科学研究的重要步骤和方法之一，也是社会科学研究的一种基本研究范式。

定量研究是指确定事物某方面量的规定性的科学研究，就是将问题与现象用数量来表示，进而去分析、考验、解释，从而获得意义的研究方法和过程。定量，就是以数字化符号为基础去测量。定量研究通过对研究对象的特征按某种标准作为量的比较来测定对象特征数值，或求出某些因素间的量的变化规律。由于其目的是对事物及其运动的量的属性做出回答，故名定量研究。定量研究与科学实验研究是密切相关的，可以说科学上的定量化是伴随着实验法产生的。定量研究是基于一种称为“先在理论”的基础研究，这种理论以研究者的先验想法为开端，这是一个自上而下的过程。

定性研究是研究者用来定义问题或处理问题的途径。具体目的是深入研究对象的具体特征或行为，进一步探讨其产生的原因。如果说定量研究解决“是什么”的问题，那么定性研究解决的就是“为什么”的问题。定性研究通过分析无序信息探寻某个主题的“为什么”，而不是“怎么办”，这些信息包括各类信息，如历史记录、会谈记录脚本和录音、注释、反馈表、照片以及视频等。与定量研究不同，它并不仅仅依靠统计数据或数字来得出结论，也有像“扎根理论”“人种学”等正式的研究方法。定性研究是以“有根据的理论”为基础的，这种方式形成的理论是从收集到的许多不同的证据之间的相互联系中产生的。这是一个自下而上的过程。

定性研究与定量研究是两种不同性质的研究范式或研究类型，面对这些差别，初学者或许有些眼花缭乱，实践中也难以把握其中的关键。那么定量研究与定性研究到底有哪些区别呢?

两者的理论基础不同。定性研究主要是一种价值判断， 它建立在解释学、现象学和建构主义理论等人文主义的方法论的基础上。其主要观点是：社会现象不像自然现象那样受因果关系的支配，社会现象与自然现象有着本质的不同。研究方法主要包含文献分析法、历史研究法、观察法、访谈法、个案研究法等。定量研究是一种事实判断，它是建立在实证主义的方法论基础上的。实证主义源于经验主义哲学，其主要观点是： 社会现象是独立存在的客观现实，不以人的主观意志为转移。在评价过程中，主体与客体是相互孤立的实体，事物内部和事物之间必定存在内在的逻辑因果关系。量的评价就是要找到、确定和验证这些数量关系，研究方法主要包括问卷调查法、实验法、相关法等。

一切研究都是基于研究问题的提出。研究方法用来帮助研究者正确地搜集和分析资料。在一般情况下，定量研究主要关注和回答有关整体的、相对宏观的、相对普遍的、侧重客观事实的，特别是有关变量之间关系的问题。定性研究主要关注和回答的往往是有关个体的、相对微观的、相对特殊的、侧重主观意义的，特别是有关具体情境之中的互动问题。定量研究涉及的主要方法包括调查法、相关法与实验法。比如调查“特定人口总体中精神病出现的频率是多少”采用的就是定量研究。比如调查“精神病患者的带病生活对本人及其家人意味着什么”采用的就是定性研究。

定性研究与定量研究的比较

	定性研究	**定量研究**
内涵	对事物质的研究与分析	对事物量的研究与分析
手段	逻辑推理、历史比较	经验测量、统计分析
研究目标	重视对意义的理解	重视预测控制
研究对象	强调对象的主观意向性	强调事实的客观实在性
依据	大量的历史事实与现实生活经验	现实调查得到的现实资料数据
科学基础	逻辑学、历史学	概率论、统计学
结论表述形式	文字描述为主	数据、模式、图形

研究回答问题的不同在某种程度上也反映出两类研究在目标上的不同。定量研究更多的是以描述总体的分布、结构、趋势及其相关特征，揭示变量之间的关系，验证已有理论假设为目标。而定性研究更多的是以揭示现象变化过程、现象内在联系、研究对象的主观认知、诠释行为意义、发展与建构新的理论假设为主要目标。

由于目的地不同，各自经历的路径也不同。为了到达自己的目的地所需要的交通工具也会不一样。有的需要飞机才能到达目的地，有的需要双脚长途跋涉才能到达目的地。研究者借助不同的工具、经历不同的路径，看到的风景也是不一样的。

社会现象是复杂的，不同的社会现象是相互联系的。定量研究与定性研究的研究工具是不同的。在定量研究中，研究者为了保证研究过程和研究结果的客观性、精确性、真实性与可复制性，同时也为了达到发现社会现象总体特征、相互关系以及普遍规律的目标，通常要对研究的现象进行严格的、符合统计分析要求的抽样、测量，也需要采用问卷、量表等各种标准化的、高信度的工具。对于研究资料的分析需要借助建立在数理统计基础上的统计方法以及 SPSS 等统计软件的帮助，得出研究结论。在定性研究中，研究工具是研究者本人，研究者对特定的研究对象、对处于具体情绪中的社会现象的某种深入了解。

定性研究与定量研究都有自身的优势，但同时也有自身的局限性，它们相互结合能更好地进行科学研究。在一项研究中可以同时运用定量研究与定性研究。研究者可以在定量研究的过程中使用定性研究的具体方法和技术。例如在对某种社会现象进行系统、大规模定量调查前，研究人员可能会采用定性研究的某种方式比如参与观察、深度访谈等对这一现象进行初步探索。例如人们在设计调查问卷之前，研究者也会进行一些开放式的个人访谈，来了解调查者的基本情况和行为态度，为问卷调查打下一定基础，为问卷设计做准备。在定量研究中，研究者使用了定性研究中的某些具体方法来帮助自己对定量研究中统计分析结果进行理解与解释。比如在对大规模的对象进行问卷调查后，再对个案进行访谈，以访谈的结果来帮助理解和说明定量分析结果的含义，或者进一步来补充、验证、诠释前者。

对所研究问题的不同方面可以使用定性研究与定量研究来进行探讨，用定性研究和定量研究的两种方法来回答不同性质的问题。

比如对于自我调节学习进行定量研究与定性研究，可通过阅读《中学生自我调节学习策略的发展特点与类型》和《自我调节学习的研究进展与趋势》这两篇文献来看看两者的不同。

《中学生自我调节学习策略的发展特点与类型》这篇文献属于定量研究，主要的资料收集方式是问卷调查。为了了解中学生自我调节学习策略的发展特点与类型，作者采用了问卷法与剖面分析法来对1539名中学生进行问卷调查收集资料。采用分层随机抽样方法选取吉林省和黑龙江省1539名初中、高中生作为调查对象，采用自编的自我调节学习策略问卷对学生进行测量，对收集来的数据资料进行统计分析。通过对数据的分析来了解中学生自我调节学习策略的情况。中学生自我调节学习策略的整体水平随着年级的升高有下降的趋势。初中生的自我调节学习策略的水平要比高中生的自我调节学习策略的水平要高。初中生与高中生的自我调节学习策略的类型不同。初中生自我调节学习分为三种类型，高中生的自我调节学习分为五种类型。定量研究一般是采用问卷调查的方式，对设计的问卷进行分析，进行量的研究。对某种现象进行研究时，一般用数据进行说话，通过对数据进行横向与纵向比较来对现象进行深度探讨。定量研究基于对数据的分析，数据的真实性非常重要。

《自我调节学习的研究进展与趋势》这篇文献属于定性研究。这篇文章采用了文献研究的方式，通过对已有的研究文献的关于自我调节学习的资料的查找，写出自我调节与自我调节学习的概念与特征，然后从自我调节学习的理论模型、教学与干预训练、测评方法以及个体差异与类型四个方面对该领域的内容进行了综述，最后归纳出了该领域的未来三个发展趋势：理论模型的整合、研究方法的创新、研究内容的深化与丰富。定性研究对数据的要求不是很高，也不强调对数据的具体分析。

具体采用什么样的研究方法主要在于你的研究目的是什么，看看研究的内容适合哪一种研究方法。这样更有利于研究结果的得出。

我的研究成果

作为一位心理学行业的工作者，我一直在心理学这个行业不断耕耘着。对研究方面我是一直很看重的，也一直在提高自己这方面的能力。

之前我主动参加心理学会议，想多学习一些东西。在会议上，我主动与大家进行交流，去学习。在这样的一个环境里面，我不断地进行研究，发表大大小小的文章。这时候外界质疑的声音就减少了。你想要获得别人的尊重，就要努力，让别人认识到你的实力，只有靠自己的实力才能证明自己。

目前很多人都有刻板印象。它指的是人们对某个事物或人产生的固定的、概括的、笼统的看法。人们不了解你，就会对你有些看法。有时候让别人了解你也是一种责任。我在学术上进行钻研，让他们看到成果，让别人去了解我。社会上的很多心理咨询师也会经常碰见这样的问题。人家不了解你，你在社会服务上也发展不起来，没有个案就很难生存。我是通过主动介绍自己，让别人认识到我这个人的。

我之前是社会上的一名心理咨询师。有一位学院里的老师跟我说：“你在社会上搞应用，你不参加这样的心理学学术会议也没有人会说你。”我说：“我是有上进心的，我要进取，我这么年轻，不能仅仅停留在社会上做一名心理咨询师。我想要成为一名心理学者。”他说：“那你要按照主流的心理学的路线去走。”我问：“老师，那我要怎么样去走呢？我之前受的教育背景就是这样的，现在再让我去读书也不符合我的职业规划。”老师说：“你可以选择第二种，进入主流的心理培训体系，比如中科院、中德班，等等。”老师还说：“不管怎么样，只要你一直在进步，一直在这个行业发展，什么事情都难不倒你。”我坚信这一点。我要在自己的专业上上进，要去突破自己，不能给自己设置壁垒。

我走了两条路，既走了研究的路，也走了社会实践的路。在走这两条路的过程中我不断地进行探索与创造。通过探索，创造出“石头的故事”“本会团体”“心理刮痧”等理念和技术。我的研究之路就是这样开启的。

2008 年我的第一本书《本会团体心理咨询实践》出版了，是由广东科技出版社出版的。2010 年出版了《谁在掌控你的人生》。2013 年出版了《向〈西游记〉取育儿经》《幸福干预：一生受益的 26 堂幸福课》《学校心理学工具箱指导手册》。2014 年出版了《团体心理学：本会团体心理咨询理论与实践》《学校心理学：体验式团体教育模式理论与实践》《生命中的贵人：一位心理学家的 36 封感恩拜访信》。2015 年出版了《小学心理健康教育》《中学心理健康教育》《大学心理健康教育》《家庭心理游戏指导手册》《让你自由高飞的心理密码》。2016 年出版了《社区心理学：254 模式理论与实践》。2017 年出版了《中国人的幸福之道：向孟子学积极心理学》《与时间同行：二十四节气心理建设的方法》。

这些年我也一直在写论文，一直在以科学的方法进行研究，写的论文主要有《体验式团体教育模式在高职院校的应用研究》《体验式团体心理教育模式在高职院校的应用研究》《团体心理咨询本土化的新途径：表达性艺术团体的本土化意义》《体验式团体教育模式下教师心理资本的优化》《心理刮痧技术：一种本土心理治疗新技术的探索》等。

在研究过程中，我也曾经受到过一些质疑。我学历不高，有些人就会戴有色眼镜来看人，带有刻板印象。我一直在努力打破人们的一些固有观念，我也一直在科研这条路上前进着，研究出对人们有用的成果。我一直在探索着中国本土化的心理团体咨询模式。本会团体是我提出来的一种新的教育理念。

我的第一本书叫《本会团体心理咨询与实践》。这本书的内容是我关于本会团体的一些思想。团体心理咨询是心理咨询很重要的形式，我很喜欢团体心理咨询，和我内心的“让更多的人因为心理学而受益”理念很吻合。我认为两个人在一起就是团体的互动。成为今天的自己就是团体中经验的结果。从我们一出生开始，身边就有一群人围着我们。我们自然走进团体中，然后在团体中成长，在团体中学习，成为一个社会人。这些团体包括“家庭团体”“学校团体”“社会团体”。在团体中，我们会遇见很多人，学会与别人相处。在团体中我们也会遇见一些事情，不是所有的都会对我们“成为一个优秀的人”有帮助。可能一些之前在团体中应该获得的东西我们没有获得，还有一些不应该获得的东西我们却吸收到了。这样的情况我们需要在团体中进行改善。

随着心理咨询的发展，团体心理咨询也逐渐被人们所理解与接受，也有了更多的人加入导师队伍中。但是很多人都会面临着这样的问题：怎么样成为一名优秀的团体导师？有没有适用于中国本土应用的团体书籍？基于这些问题我花了两年多时间完成了自己的第一本书《本会团体心理咨询与实践》。

在写这本书的过程中，我感受到辛苦，也与很多朋友分享了这其中的苦与乐。研究之路不是一直顺畅，但是我的字典里面没有“放弃”

这两个字，我一直在往前看。我觉得人生就是一辆不断往前走的列车。

在做研究这条路上，我们会面对很多的困难与困境，但是这些都是暂时的。我们是自己生命中的主人，我们生命中的贵人是自己。我们需要不断给自己加油打气，在情绪低落的时候调整自己的心情，给自己希望。

在学校教育方面，我进行了很多探索，体验式团体教育是我进行探索的方向。这种模式不同于其他的模式，它将教师的优化放在了系统优化的首要位置，并且把心理资本作为教师优化的主要内容之一。心理资本包括教师自身的自我效能感、积极的心态、成功的愿望、育人理念、抗挫折能力，等等。体验式团体教育模式是以人文主义教育理念为指导，以体验式团体教育技术为途径，对教学过程最优化中所涉及的教师、学生、家长等内外群体进行关怀，形成和谐互动的动力场，通过流动的动力过程，实现新课标中的三维目标。体验式教育模式非常注重体验。它的教育优化分为三方面：一是对老师进行优化，包括育人理念、人格条件和教育过程。二是对学生进行优化，包括家庭教育、自主管理和社会环境。三是对教学过程进行优化，包括物理场、心理会心场和动力过程。

在社区方面，我也进行了一定的探索，提出了“254”支持性模式。“254”支持性模式中的“2”指的是“自我”与“重要他人”；“5”指的是“五伦关系”即“父子有亲”“夫妇有顺”“长幼有序”“同事有义”“朋友有信”；“4”指的是四种心理资本：乐观、坚韧、感恩、希望。我在中国社会文化背景下探索社区心理学的发展之道，尝试从中国社会文化传统中吸收和提炼心理技术，并把他们与西方现代心理技术结合起来，尝试提出了一种具有中国本土文化特色的社区心理服务模式——“254”支持性模式，并且将该模式应用于社区工作和活动中。因为社区心理学兴起于国外，在国内的应用与研究上水土不服，存在本土化的问题。我国是典型的人情与关系社会，社区结构与联系方式与国外都有很大的不同，所以我就想着要探索出本土化的社区心理建设与研究方式。“254”社区心理服务模式作为一种可借鉴的、适用于社区的服务模式，通过实践验证，对增强社区凝聚力，提升社区居民心理素质，构建社区和谐氛围有明显作用。

作为一名在进行心理学本土化尝试与探索的工作者，在研究中国人的思维模式、中国人的心理生态系统的过程中，我一直在接受着儒释道传统思想的影响，比较注重整体观，倾向于从关系的视角去看待事物，看待人们的心理发展。自然界有四季，人的心理空间也有四季。我提出的二十四节气心理建设方法就是心理生态的循环系统，是运用心理学的知识与技术，按照春、夏、秋、冬四季的自然运转规律，对人的生活行为与内心状态进行优化，以帮助人们追求和达到内心和谐，关系融洽，最终实现自我身心的最佳状态。知时节而养身心，在自然的四季循环中万物此消彼长，生机盎然；在心理生态系统的四季循环中人的心灵变化成长，最终成为更好的自己。

我将在二十四节气文化中汲取的心理学智慧与当下人们心理保健的需求相结合，运用现代心理学的理论与心理技术学的原理，把二十四节气中的心理学智慧加以诠释、转换，并根据每个节气的特点设计了相应的心理技术，目的是为社会大众提供一套系统的“应时而变、顺心而为”的自我心理建设方法。

作为一名心理学的工作者，我一直在做着心理学的科普工作。推广普及心理学是我一生的职业方向。

新思想不断碰撞

人是一直在成长，还是一成不变的呢?

美国斯坦福大学的教授卡罗尔·德韦克在《终身成长》一书中提出一种理论，人有两种思维模式，成长型思维与固定型思维。成长型思维与固定型思维看待问题的角度不一样。

1978 年，美国教授做了一项实验，找了一群孩子玩拼图，观察他们的行为与情绪反应。拼图开始很简单，但是到后面越来越难。在实验之前，教授就预料到，孩子面对困难会有不同的反应。事实真的如此。随着拼图越来越难，有些孩子开始抗议，“现在一点都不好玩了！”后来有些受不了，坚持要放弃，甚至直接把拼图推到地上。但让人没料到的是那些成功孩子的表现。当面对特别难的拼图时，一个10 岁的男孩拉来一张椅子坐下，搓着双手，大喊一声：“我喜欢这个挑战！”另一个孩子露出喜悦的表情，斩钉截铁地说：“我期待这个拼图，很有意思。”

为什么两类孩子在面对困难时的反应有如此大的区别？通过研究发现，这些孩子之间的最大差异在于思维方式上的差异。那些成功的孩子属于成长型思维的人，他们乐于面对困难，认为困难与失败是帮助自己进步的挑战，他们对挑战充满信心。这些放弃的孩子认为自己是做不到的，因为害怕失败就不愿意去努力了。

成长型思维的人能认清自己的优势与劣势，客观地看待自己，努力地改善自己的情况，相信自己通过努力可以提高自己的能力。他们乐于向自己身边的人学习，会客观地看待自己与他人，相信人有潜力。他们会拥抱挑战，认为挫折会给人以动力、经验与教训。这些人会不断突破自己的舒适区，学习新的知识。

固定型思维的人认为事情是不会有变化的，自己的能力也不会有提高。考虑事情目光比较短浅，他们更看重事情的结果，把发生的事情当作衡量自己能力和价值的标尺，把他人看成是裁判，而不是同伴，他们害怕冒险，害怕失败。

我认为人是不断发展成长的，随着时间推移，人的思想也在不断变化，人在不同的阶段对问题的看法是不一样的，思想在不断地经受着碰撞。

我是一名心理学的工作者，前些年一直致力于个人心理困扰的解决，后来逐渐转向团体心理咨询领域。导致这种转型的原因有两个：一个原因是在临床心理咨询工作中，逐渐发现效能太低，要进行集体心理学的服务，才能实现应用心理学更好地为社会大众服务的目标。另一个原因是社会中更多的人实际上需要的不是心理治疗，而是需要进行心理教育与心理预防。就形式而言，团体心理咨询是一种更好的形式，经常接待不同的心理困扰者，在和他们进行咨询的过程中，或多或少地都可以找到他们在心理发育与心理成长中的缺失，而这种缺失是社会心理教育的缺失所造成的。

著名的心理学家罗杰斯把心理咨询的过程形容为“成为一个人”的过程。这种思想的背后恰恰也是教育心理学的思想。于是我开始更多地把研究方向转向广义的“集体心理教育”，围绕集体心理干预、集体心理咨询、集体心理成长、集体心理治疗与集体心理危机干预五个方向开展广义心理教育工作。运用心理学的基本理论知识，结合团体动力学的原理，透过心理技术学的方式最终实现心理教育的最优化、最大化。

我把“成为一个人”的过程分为三个“阵地”。第一阵地就是心理发育时期，第二阵地就是心理成长时期，第三阵地就是心理发展时期。过去我所服务的人都是第三阵地的，可以说他们都是在前两个阵地被打败了，所以才会在第三个阵地不顺利。

从三个阵地的带领人来划分，第一阵地的指挥官是家长，第二阵地的指挥官是老师，第三阵地的指挥官是自己。

从三个阵地的目标来看，第一阵地的目标是心理发育。在这个时期需要足够的“心理营养”，如果父母心理条件和能力不具备，这个阵地上的孩子就很难获得足够的“心理营养”，心理发育这场仗就很难打赢了。在这样的情况下就会出现一批“心理营养不良综合征”的孩子。他们随着自己的生理不断发育，也就自然走到了第二阵地。第二阵地的目标是心理成长。从小学一年级到高中三年级，一共 12 年 24 个学期。对于正处于心理成长关键期的孩子来说，他们的变化是“空前绝后”的。可以说每一个学期都有主要的心理成长任务。在这个阵地上每个阶段的心理成长任务都将直接影响“成为一个人”的目标实现。第三阵地的目标是发展，发展需要知识与技能，也需要有方法与过程，更需要有驾驭两者的健康的自我人格。当我们发现在第三阵地有“有问题”的人，这时要去帮助他就不是最佳时机了。这就像一个人在骨骼发育时期严重缺钙，到了 30 岁再补钙一样，这只能算是矫正和治疗了。

在刚开始的时候我是做个体心理咨询。2005 年，我和几个心理学同行一起进行交流，我问他们以后准备走什么样的道路。有人说要去学心理剧，当时心理剧很流行，特别是叙事心理剧，刚刚传到中国；有人说要去学精神分析，当时中德项目精神分析培训班正在招生，找个推荐人就可以进入这个班。我说我要学团体，因为在 2004 年，广州青年志愿者协会新设了一条心理辅导热线，当时由我带着一批志愿者，给他们培训专业知识并促进他们的个人成长，每周四开半天课，持续了一年半的时间。在这个过程中我尝到了甜头。所以我决定报名参加团体心理咨询培训，学习正规的团体心理咨询技术。2006 年，我参加了樊富珉老师在北京开的第二期的培训。后来我就从个体心理咨询转向团体心理咨询了。

团体咨询与个体咨询既有相同点也有不同点。在目标上，两者都是在帮助自我。经过自我了解、自我接纳来达到自我统整和自我实现的目的。两者都是在调整一个人内部的心理和谐度。在对象上，两者都以发展中的个体为主，以适应困难者为优先。在伦理上，两者都强调咨询过程中要严守保密原则，尊重当事人的隐私。两者的不同则体现在以下几个方面：两者实现目标的过程不一样。团体是通过外在的行为去改善内部的心理，通过人与人之间的互动来达到帮助的目的。通过这种外在的行为去发现、澄清个人内部的不和谐的现象，然后去调整。个体心理咨询是咨询师在与求助者的接触中发现求助者内部不和谐的现象，把内部的东西提取出来，不需要很多的人际互动，在内部与外部之间，通过两个人的互动区影响来访者的内部的过程。两者参与人的安全感不同。个体心理咨询的安全感会高一些，团体心理咨询的安全感会低一些。两者获得支持力量的程度不同。在个体咨询中是咨询师一直在陪伴着求助者，给予求助者力量。在团体咨询中团体成员会给予求助者力量，让他感受到一种温暖与爱。

在转向团体心理咨询后，我一直在这条路上探索着。我很多次问自己，“为什么这么喜欢团体？”我想了比较久，主要有下面两个原因：一是符合我对于从事心理咨询工作的理想。我一直想做到“让更多的人因为心理学而受益”。在之前 9 年的临床个体心理咨询中，我也一直秉承这个理念。我认为团体可以帮助更多的人，让更多的人因为心理学而受益。二是我的人格潜意识里面有多过一般人的自尊的需要。在走进社会后我一直努力地通过各种方式来满足自身潜意识对自尊的需要，对于骨子里有自卑感的人来说，要获得自尊的满足和重新建设，就要通过表演去引起观众的观看，然后获得认可。团体带领中有带领者，有导师，我就可以作为一个导师去带领那些人。成为一个人是许多人影响的结果，爱是心理成长最好的技术。一个人的内部核心是人格以及情绪情感。健康的人格是一种散发出能量与温暖的气氛，能够让其他人感觉到温暖。情绪与情感是和谐的，就可以正性感染身边人的情感。

在团体这方面，我进行了学校和社区这两个领域的探索。在学校领域，我对体验式团体教育模式进行探索与实践。体验式团体教育模式呈现知识可以用多种方式，让学生身临其境，体现了感性化、亲历性与感悟性。在体验式团体教育模式的学习中，教师会把让要学习的内容变得具体、形象生动、可听可观、可触可摸，让学生在直接参与的情景中学习。学生的感官都被调动起来，然后参与进来。学生所获得的东西有些是难以用语言去形容的。教师通过团体动力的理念、方法和手段让学生们的多个感官同时调动起来，多方位地参与其中。让学生发挥主动精神，对自己的学习负责，成为学习的主体。在体验式情境下，学生的主动性被充分调动起来，他们会认真地感受、学习。知识的呈现方式是互动的动态过程。

在社区领域，我在对中国本土化的社区问题进行探索后，尝试性地提出了“254”支持性模式，并且进行了实践。“254”支持性模式中：“2”指的是“自我”与“重要他人”。“5”指的是“五伦关系”，即“父子之亲”“夫妇有顺”“长幼有序”“同事有义”“朋友有信”。“4”指的是四种心理资本：乐观、坚韧、感恩、希望。这个模式借助五伦关系来提供心理支持，同时提高自身的心理资本。

在做心理学的这些年里，我的思想也在不断碰撞，有新的火花出现。我希望更多的人因为心理学而受益，因为心理学让人们的生活更加美好。心理学是我一生的事业，我一直在这条路上行走着。

持久的行动力

很多人看到我就问我：“韦老师，你怎么那么有干劲啊？什么时候看你都是热情满满的，非常有活力，教我几招呗。”

很多人会好奇我的动力来自哪里。很多人一开始很有动力干一件事情，但是在一段时间后就不想做了。大部分干到一定成绩的时候就开始有点不想努力了，没有动力了。他们就非常想知道为什么我一直都那么有劲，想做的事情能一直坚持干下去，而且都干得还不错。

我持久的动力来自我的理想。我的内心始终有一种动力在推动着自己，在不同的阶段我的动力也不一样。最强大的动力就是生命的自由，人性的自由。

第一动力是原始创伤，推动着你要成为一个可以依靠的人。第二动力就是现实社会人的一种本能追求的价值、希望，要成为更好的自己。第三动力就是生命本身的动力。如果这三股动力持续存在，那你这辈子就是个幸福的人。在生命的一开始，我们需要做一个靠谱的人，需要成为一个可以依靠的人。这股动力让我不断地去做事，不断地去实现自己的目标。我们是发展中的人。当自己这个阶段的目标实现后，自己的需求也在变化，我们开始追求不一样的内容。这时候的动力就转化为自己的一种本能，想成为更好的自己，想追求自己内心的价值感与希望感，在这个方向上不断努力。到后面就是追求自己生命本身的动力。

很多人会给自己设立很多目标，但是执行力却跟不上自己的计划。很多人就是思想上的巨人，行动上的矮人。比如有人说要减肥，但是从没看到他出去跑步，控制自己的饮食。有人说自己要看书，但是下班后就拿起手机刷抖音、玩微博，看书的事情早就忘到九霄云外去了。人们缺乏自律，自己心里想去做，但是却行动不起来。

我们很多人都在遭遇这样的情况。墨子说："志行，为也。"意志付于行动，那才是作为。提高自己的执行力，需要进行准备，设立自己的目标。亨利·福特曾有句名言："做好准备是成功的首要秘诀。" 在行动之前做好准备，为了自己的目标提高自己的行动力。机遇只会属于那些做好充分准备的人，只有各方面都准备好了，机会来临的时候你才有可能抓住。在准备过程中，我们会遇见很多困难与问题，这个时候不能放弃，要持续专注于当前的事情。歌德曾说过："一个人不能同时骑两匹马，骑上这匹，就要丢掉那匹。聪明人会把凡是分散精力的要求置之度外，只专心致志地去学一门，学一门就把它学好。"持续地关注于自己当前所做的事情，专注于自己的目标，在遇见困境的时候要坚持。

很多人经常听到这么一句话，"坚持就是胜利"，胜利往往就在于再坚持一下。行百里者半九十，在选定自己的方向与目标后，最重要的就是坚持，往自己的目标坚定地奔去。荀子曰："骐骥一跃，不能十步；驽马十驾，功在不舍。锲而舍之，朽木不折；锲而不舍，金石可镂。"在面对外界的质疑时要坚定自己的内心，不为他人所影响。坚定地朝着自己的目标、方向走下去。也许这过程很累，很辛苦，但是坚持后的收获也是你想不到的。很多人没有成功都是因为死在了半山腰。

在心理学中，有一个理论叫认知失调理论，是由利昂·费斯廷格提出来的。认知失调是指某人在做出决定、采取行动或者接触到一些有违原先理念、情感或价值的信息后所体验到的冲突状态。当我们的行为与我们的自我概念不一致，发生冲突的时候，我们就会出现不舒服的感觉。为了避免这种不舒服的感觉我们就会扭曲我们的观念。很多时候我们会为自己做的事情寻找理由，进行辩解。我们经常会为自己的拖延寻找借口，让自己在舒适区待着，而一直没有行动。我们不愿意去突破自己。

现在很多人想要提高自律性，总是想要做很多事情，但是行动力跟不上。有时候这也想做，那也想做，人的精力有限，如果想每件事都做好，可能会导致每件事情都做不好。 很多人一次行动不顺之后就没有信心去做后面的行动了。很多人借用很多的工具来提高自己的时间管理能力，想要做很多的事情，但是最后都不了了之，其实是我们的自律性不够。

很多人问我，怎么提高自己的行动力？我的方法是要确定自己的目标，做好为实现这个目标不断行动的决心。太多人三天打鱼两天晒网，不能下定决心做好一件事，这是自己的目标不明确。在目标明确的情况下人是有动力去做事的。行为经济学家认为要想实现自己定下的目标，我们就要限制自己的选择，他将这个理论称为“预先承诺”。在行动之前就想好自己的退路，这样的行动大多会以失败而告终。人的精力是有限的，我们选择太多，就会摊薄我们的精力，让我们不能全身心去行动。

有些人买了一本书回来翻了几页就随手一扔，不知道放在哪了，也不会去看了；有些人想减肥，在健身房办了一张卡，去了几天就不再去了，朋友喊他去大吃大喝他就去了；有些人说要去跑步，买来运动装备，没跑几天觉得太累就放弃了。我们的大脑中有两个自我：一个是本能的欲望，告诉我们需要及时行乐，不要考虑那么多，开心快乐最重要。另一个是我们的自控力，告诉我们要深谋远虑，要控制自己，为以后考虑，克制自己的冲动。在本能欲望的冲动下，我们不喜欢思考复杂的事物。在《思考，快与慢》这本书中，丹尼尔·卡尼曼提出人的大脑分为两个系统：第一系统在遇见问题时不加思索，按照自己的本能行事。第二系统遇见问题花的时间要比第一系统时间长，第二系统要经过大脑的思考，对问题进行分析与判断，然后进行决策，这是理性脑。

人类喜欢能够及时反馈的事物。有些事情不能立即得到反馈。就拿读书这件事情来说，书里的内容不是立即就能用在生活或者工作中，人有时候看不到那么远，抵挡不住诱惑，也就很难坚持下来了。很多人都知道读书的好处，但是在面对外界的诱惑时，还是没能坚持读书。读书不能即时反馈。人类具有自控能力，能够控制自己到底是看书还是不看书。这主要取决于人的前额皮质，前额皮质位于人的额头与眼睛后面的神经区，主要负责记忆、判断、思考、分析和操作。如果前额皮质出现问题或者不发达，就会出现注意力障碍，遇事不会解决、不会计划等。

为什么有些人制订计划就能坚持下来，而有些人却不能，早早就放弃了？主要在于前额皮质是否“在线”。斯坦福大学罗伯特·萨博斯基指出，我们大脑的前额皮质的作用就是让我们选择去做更难的事情。这就解释了为什么有些人能够在下班后坚持去读书做读书笔记，而有些人就在那看电视剧，而不想看书。面对外界的刺激我们选择是做难的事情还是做舒服的事情，这取决于自己的前额皮质。

在行动力上，我们会疑惑为什么有些人那么自律，而自己就是坚持不下去，那是没有找到适合自己的自律的路子。

第一，要找到自律的入口，进入自律的状态。牛顿说过，一切都是有惯性的。人也一样，当你长时间不自律，就很难让自己进入自律状态。我们要学会先做一些小事，让自己进入状态。当你准备考试，你可以先在网上查查那些考试的经验帖，了解一下考试的难度，把相关的资料整理一下，买一些复习资料。当你准备跑步，你可以看一下公众号里面别人一些关于跑步经验的文章以及一些帖子。你还可以购买运动装备，为后面的跑步做准备。当你准备阅读，你可以把自己要读的书籍列个书单，把自己想看的书籍买回来。

第二，为自己制订自律的计划，还要做计划调整的预期。在制订计划的初期，我们都信誓旦旦，一定可以成功，将自律坚持到底，在一段时间后，我们发现有时候一件小事就能打乱我们的计划。比如制订了减肥计划，可能一个冰激凌、一次聚餐就打破了自己的计划。千里之堤毁于蚁穴。有了第一次就会有第二次，一次一次就这样打乱了自己的自律计划。我们要给自己一个缓冲期，要适时调整自己的计划。

第三，行动计划要循序渐进，同时要制定止损线。计划不是一两天就能实现的，其间我们会有情绪的低落期，什么都不想干，我们要循序渐进，一步一步做好。同时在衰落期的时候要给自己设定一个止损线，什么时候必须停止不按照计划行事的状态，总不能一年 365 天都心情不好，都不想做啊。人是有自己的主动性的，要在自己设定的止损时间前，继续执行自己的计划。

第四，我们需要创造一个令人振奋的环境。在那个环境下，我们就知道自己要去执行这个计划。

我们是自己行动的第一责任人。要想看行动的效果，我们就要将目标量化。比如减肥，我给自己规定了一周 5 天要跑步，每天跑步要达到半小时。但是一段时间后发现自己减肥的效果不明显，看看自己跑步的公里数，发现半小时自己才跑了 1 公里，这样就不好了。我们在自律中也要给自己设置奖励，在达到自己的小阶段目标后奖励自己一番。可以是一场电影，一件自己的喜欢的物品等。

自律之路就像打 BOSS 一样，难度不断地升级。在自律之路上我们也会不断地看到新的风景。行动力是自律成功的钥匙，我们要好好把握这把钥匙。

教篇

教是最好的学

学习金字塔

著名的物理学家奥本海默曾说过："最好的学是教。"不同的学习方式对学习效果会产生不同的影响。

美国学者埃德加·戴尔在1946年最早提出了"学习金字塔"的理论。以语言学习为例，在初次学习的两个星期之后：阅读能够记住学习内容的10%；聆听能够记住学习内容的20%；看图能够记住30%；看影像，看展览，看演示，现场观摩能够记住50%；参与讨论，发言能够记住70%；做报告，给别人讲，亲身体验，动手做能够记住90%。

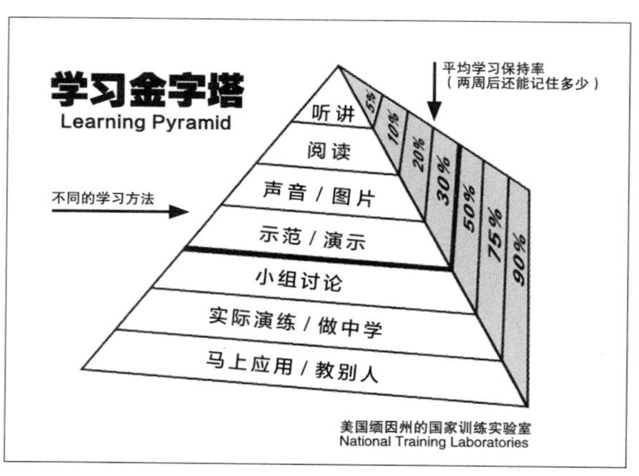

埃德加·戴尔提出，学习效果在30%以下的几种传统方式，都是个人学习或被动学习；而学习效果在50%以上的，都是团队学习、主

动学习和参与式学习。

之后，美国缅因州做过类似的研究，研究结论跟戴尔的结论差不多，只是将塔顶的阅读和聆听调换了位置。认为阅读比聆听记住的东西更多。这个结论与我们的生活经验更加贴近一些。

在美国缅因州国家实验室研究得出的“学习金字塔”理论中，听老师讲授，阅读以及用图片或视频学习等这些被动方式，学习者参与度低的学习方式，学习效率也低。如果通过一些较为主动且参与度高的方式学习，学习效率自然也较高。其中对所学知识的立即应用或将所学知识教于他人的方式是最有效的学习方法。即我们可以将学习方式分为两类——“被动”和“主动”，最有效的学习方式也分为两种——“实践”和“输出”。

学习内容平均留存率

被动学习
听讲（Lecture） 5%
阅读（Reading） 10%
视听（Audiovisual） 20%
演示（Demonstration） 30%

主动学习
讨论（Discussion） 50%
实践（Practice Doing） 75%
教授给他人（Teach Others） 90%

学习金字塔总共分为七层，从塔尖向塔底依次排列，学习效率逐渐升高。

第一层，也就是塔尖的学习方式是“讲授、听讲”，即老师讲，学生听。这种最传统的学习方式效率是最低的，两周以后学习的内容只能保留下来5%。

第二层，通过“阅读”方式学到的内容，可以保留10%。

第三层，用“声音、图片或视频”的方式学习，可以达到20%。

第四层，是“演示或示范”，采用这种学习方式，可以记住30%的内容。

第五层，“分组讨论”，可以记住50%的内容。

第六层，“做中学或实践演练”，可以记住75%的内容。

第七层，也就是金字塔底层，“教别人或对所学知识的立即应用”，可以记住90%的学习内容。

根据这个“学习金字塔”的理论，我们可以知道，用听他人讲述的方式进行学习，两周以后记得的内容只剩下5%。为什么会这样呢?因为这是最被动的学习方式，学习者的参与度是最低的，学习者基本记不住什么东西。学习的效果自然也就不会太乐观。

在这个学习金字塔中。从第一层到第四层的学习方式都是被动式的，学生的参与度非常低，所以学习的保存率都无法超过30%。金字塔的最底端，其教学效果可以高达90%。如果学习者有机会把学习内容立即运用起来，或是让学习者有机会当身边人的老师，学习效果或者学习内容的保存率可高达90%。所以从“学习金字塔”的理论中我们可以看出，学生的学习以能够转教别人的效果最好。

在教学中，第一种方式就是老师在课堂上讲，学生在座位上听，这种方式是大家最熟悉的。学生不需要花费什么脑力，所以有些学生经常在课堂上打瞌睡，注意力不集中。第二种方式就是学生自己阅读，很多人自己阅读的方式就是打开课本画重点，抄笔记。第三种方式就是老师给学生播放视频或者 PPT 等，借助图像、声音让学生进行学习。第四种方式是演示或者示范。比如在体育课堂上，体育老师讲解动作要领，并且进行示范。

第一种老师讲、学生听这种方式，两周之后学习的内容只记得 5%。第二种学生自己来阅读书中的内容知识，不与他人讨论，在两周之后书中的内容还记得 10%。第三种方式学生只记得 20% 的内容。

大家请注意看，为什么前面四种，到了演示的方式，知识的保存率也只占了 30% 呢？现在在我们的课堂教学当中，给学生展示精彩的 PPT、播放视频等这样的方式都是比较少的。实际上，这种教学方式还是被动的，主要还是老师在上面讲或者学生自己看，学生主动参与互动不多。学生在前四种学习方式中花费的脑力不是很多，他们学得比较轻松。

目前中国的教育模式主要沿用了教师主导、讲授为主、知识灌输的模式。也有老师在搞体验式团体模式课堂。体验式团体就是要让学生参与其中，不再以教师的教导为主，而是让学生自身能动地参与课堂过程，在参与的过程中完成自我启迪、自我教育。学生是学习的主体，教师是学习的引导者、陪伴者、组织者。这样学生的参与性与积极性会提高，让学生产生自信心与成就感，让他们感受到不一样的学习方式。他们在体验中要充分发挥自己的能动性，动用自己的大脑，体会感悟。

到金字塔下面的部分，先进入第一种主动学习的方式——讨论，这时知识的保存率就达到了 50%。例如在课堂上，要求小组中 6 个人一起讨论一个问题，但是在讨论的时候，每个人发言的时间不要超过一分钟。这个就是讨论里面有设置，只要是讨论，动力就开始均衡了。

每个人都是一个什么样的状态呢？你在讨论的时候其实就是开始在主动地表达自己。

在课堂上，让大家举手发言，但没有人举手，表面上看是没啥问题，实际上是学生既不会回答问题也不会主动提问题。在很多时候，我们实际上都是被被动教学影响着的，我们都是被动学习长大的。讨论的学习方式一下就让我们的学习模式升级了，也让我们的知识保存率升级了，变成了 50%。它已经让课堂上的学生开始主动地表达自己。

第二种是实践。大家开始将学习落实在行动上了。假如说，我今天带着小朋友们去郊外种树，每个人去领一棵小树苗，我跟小朋友们说怎么做，然后看谁先来示范，看谁做得又快又好，将树种好的小朋友马上找我验收，我奖励一颗糖果。然后所有的小朋友都去做了，都去实践了。实践也是一种学习。

根据金字塔理论，我们要想提高自己的学习效率，要做些什么呢？

一、转变自己的学习方式，同时运用自己多种感官，眼到、口到、心到。

在学习中，我们不能像以前一样只是单一地运用某种方式。我们要学会转变，把自己由被动地听变为主动地学。加强自主性，运用自己的多种感官。例如在学习某一节课之前，我们可以用眼睛看书中的内容，提前预习，把不懂的知识点写在本子上。在课堂上可以一边听老师讲课，一边将老师说的重点内容记录在笔记本上。在学习过程中，我们运用多种感官，让自己对知识有更深的理解。

二、进行高效学习就要多与别人讨论，向高手讨教。

在学习中，多进行交流，大力提倡小组合作学习。大家要互相讨论。比如现在微信群里面的读书活动。大家在群里面发表自己看完书籍的感悟，对看不懂的内容大家可以在群里面互相讨论，在这种讨论参与中我们获得了知识，生成了能力，我们的沟通、表达能力也会得到提高。大家也可以展开头脑风暴活动，比如大家说出好的学习方法，表达自己的看法，提出自己的意见。在这样的过程中自己能把学习到的内容掌握得更多、更牢，思维能力也在讨论中不断提升。

三、要学会践行，将学习的内容进行运用。

俗话说“学以致用”，我们要将自己学习的内容与实际联系起来，把学习到的知识运用到自己的现实生活场景中，指导自己的生活。把学习到的知识用于实践，形成经验，然后与自己之前的知识经验联结，这样它们更容易在我们的头脑中留下痕迹，融入我们的大脑。实践是检验学习的好方式。

四、懂得教就是最好的学，要多去教人。

教别人可以极大地促进自己对知识的理解，在别人的不断提问中，自己也会对遗漏的地方或模糊的观念进行重新审查直到弄明白。通过教别人自己对内容的理解也更加深刻。我们可以通过讲课、与人口头分享、写作等方式去教别人。

从学到教

教是比较有效果的一种学习方法，在学习过程中，从学到教的经历是十分重要的。只有从学到教，让自己弄明白，才能完善自己的思维架构体系。只有完成从学到教的过程，才能实现心理咨询的职业化，最后才能达到职业生涯的更高境界，除了获得经济报酬、快乐与机会，还能实现社会责任。

在心理咨询师成长之路上，教的这个部分，是非常值得谈的。

那从我自己的经历说起吧。我学习心理咨询以及从事心理咨询的工作加起来已经有近二十年的时间了。1999 年，我开始接触并且系统地学习心理学。2000 年，心理学工作成为我的全职工作。2004 年是我从学转向教的第一年，那年，我成为广州市青年志愿者新生热线的培训师，开始教别人了。也就是说，我在学习心理学第五年的时候，开始了从学转向教的路程。

回头想想，如果现在让我再做一次选择的话，我可能不会选择学了五年后才转向教。可能我会学一年之后便转向教，因为教是比较有效果的一种学习方法。

这是一个非常值得思考的问题。很多心理咨询师学了好多年，却一直没有从学转向教的经历。

如果我们想当一名大学的讲师去给本科生或者硕士生上课，学习几年是不够的。但如果是把几年里学到的知识做成课件，设计成一堂心理知识的普及课，那我们就可以教了。

这其实也是很多人存在的一个问题，就是总觉得自己学习得还不够，所以无法去教授别人。

这时，我们不妨来给这个“教”下个定义，有狭义和广义两种 。狭义的教指的是我们十分专业地成为一名心理学的讲师或教授。而广义的教可以定义为：我可以把我学到的心理学知识做成一堂课，比如教育心理学、人格心理学等，然后让一些在育儿、亲子教育中遇到困惑的家长来学习，其实你已经是一个教育者的身份了，因为你已经开始将自己所学的知识教给别人了。

当我们从学转向教时，我们就能真正感受到“教学相长”的好处。这也是我从事教育行业多年的亲身体会。在我转向教之前，我并没有发觉原来将头脑里的思想、理论以及感悟说给别人听时，其影响力竟然如此之大。

我一直在为我的学员们讲课，在长期的讲授过程中，我会不断地理清头脑中的多条思路，那些不够成熟和完善的理论或者不清晰的思路会变得越来越清晰和完善。换句话说，我要完全动脑筋投入在当下，那我获得了什么呢？我把自己的思路搞清楚了。

这就像一个挖掘的过程，头脑会被越挖越大。可以用我十分喜欢的打井的例子来说明。我们准备打一口井，在打井的过程中，刚开始井底会冒水，但这时周围的水系还并未被完全打通，我们需要将井底的水抽干继续打井。一开始只需要抽几桶水，井底便能被抽干。但随着井越打越深，抽几十桶水井底才能变干，直到最后，无论怎么抽水井底依然还有水。这时周围水系已被完全打通，一口完美的井就已打成。

以这个例子类比，其实教就是发掘自己，打通自己思维脉络和专业知识的过程。可是有一些人把这个路子给堵上了，他们没有将学转向教，一旦这个路子被堵上，思维就会被困死，人就会止步不前，学习效率低下，最终影响自我构造与自我建设体系。

因此，最终我们必须要通过从学转向教的过程，去实现自己的多个成长目标。如果不转向教，就没有升级为高级的学习模式，如果没有转向教，就不能把你的知识分享出去，然后清空自己，在讲的过程中把自己给讲明白。所以，把自己给讲明白是一个人不断建构自己的专业、思想、体系的一个重要过程。

我一开始从学转向教其实就是为了锻炼自己，后来是为了可以获得一些经济上的回报。很简单，因为你给别人去讲课，总不可能都是免费的吧？一开始讲课可能有一两堂课是免费的，当你讲熟练了以后，别人给你学费，就有经济回报了。

最开始心理咨询行业发展不好，2004 年我为广州志愿者协会新生热线的培训班讲课时，虽然大家没有给我钱，可是我可以从中获得很多发展机会。来参加的志愿者都是各行各业的人，当有人邀请你去企业讲课时，你的机会就来了，你的资源就扩展了，扩展了资源就有经济收入了。

不光是练习，不光是获得了快乐，不光是学习得到了提高，而且这时我就已经迈向了职业化。如果心理咨询师一直只是在学习，没有将学转向教，他就很难迈向职业化，当他从学转向教，并且有一定的经济收入的时候便开始迈向职业化了。因此，尽管一开始大家的学习目的各不相同，但是一旦你开始转向教，后面的目标也就清晰可见了。

当然，到了最后阶段，你会慢慢进入另外一种境界，这种境界不是获得快乐，也不是获得机会，也不是为了讲课挣一点讲课费，你会达到一个更高的境界，就是满足社会责任感。比如当我开始转型进入新的阶段时，看到好多心理咨询师需要学习技术，可是他们却没有人教。考虑到这些因素，我开工作坊时所设计的课程就不仅仅是自己的表演，自己的分享了。更多的是考虑我设计的这一堂课，组织的这一个培训班应该如何去教会他们。让他们能跟我一样，尽快成为一名专业的、职业化的、有生存能力的心理咨询师。

这个转型很重要，这个转型已经不再是为了满足自己，而是真正的想要让他人因为自己的教授而提高。这就是我所说的另一种更高的境界——社会责任感。比如，广州大学心理技术应用研究生班就是在这样的一种动力的推动下成立的。

2006 年 6 月 12 日，我开了第一届华南地区团体心理咨询师培训班，一直开了九届。在这期间我从珠海开始，到中山、东莞、深圳等广东地区开班，然后从那些地区又走向全国。

2007 年，我去天津开了一个五天四晚的团体心理咨询培训班，然后再到四川、湖北、山西、山东……这么多年来，我每年有 100 天在各地开工作坊和培训班，那几年像这样的行程非常密集，以至于我的咨询个案越来越少。原来是做心理咨询做得比较多，后来就没有办法做了。

一开始我感到很高兴，并且十分享受这个过程。因为那时候我讲课每天 5000 块钱，如果开一个四天的团体培训班就两万块钱。那时候两万块钱的收入已经十分高了，来回的机票对方给报销。所以，当时这是我比较满意的一个生活和工作状态。

可是，随着时间的流逝我开始陷入沉思：我在干吗呢？我不只是为了讲课，为了挣这个讲课费啊。我的时间、我的课堂是为了要让我的学员们真正学到知识和技巧。

可是，培训班里来的都是各种形形色色的人，大部分人打着学习的旗号来，实际上却是为了治愈自己的心理问题。所以他们一边上课记你说的专业知识，一边哭，因为他们被课堂上的很多心理学知识和技术扰动了。我忍不住问这些学员，你们到底是来疗愈自己，还是要学知识呢?

这个时候我就想，如果他们是系统性地参加一个培训，而不是一个短期的培训班，那么他们的成长就会更好。

比如这个班里面，有的人其实是不需要学知识学技术的，因为他还没到这个阶段，他这个时候更需要个人成长。而有的人不是知识和专业理论技术不够，而是他的社会实践少。还有的人花很多钱学NLP、灵性对话、催眠等高端课程，但如果你问他学了发展心理学、人格心理学和基础心理学没有？他的回答是没有。这种人技术学了不少，可是他没有基础。这就是“练拳不练功，到老一场空”。

还有人是“练功不练拳，好似没舵船”，学了很多理论和知识，可能把本科的知识、硕士的知识都学了，已经掌握了很多心理学的理论，但这是功，练功不练拳，就是没有方法和技术。如果来了一名来访者，交给他去咨询，结果他说：“我这不行，我搞不定啊，来访者哭了怎么办？他这样我怎么办？他那样我怎么办？”

这时候我将各种情况看在眼里，我便会给他们建议：“张同学，你暂时不需要学习知识和技术，我建议你回去后好好找个老师做个人督导，我给你推荐周围比较靠谱的老师，你去找他。”那时候我记得很清楚，我在武汉的心理医院上本会团体培训班，看到有一些学员明显需要督导和个人体验，我便推荐他们去找心理专家去做体验。

又比如看到赵同学，我可能会说："你不需要学习很多的理论和技术方法了，你就去做，因为我看到你的问题在于你从来没有体验过，没有实践过，你什么都会，说起来头头是道，说别人都可以，但自己做就不行了，眼高手低。"眼高手低的原因就是没有实践。

这时，我又发现了一个问题。每一个人你要首先保证过几个月还能见到他，因为你不一定过几个月之后还能见到他，过几个月之后可能他又去学另外的东西了，你怎么能见到他呢？他可能已经离开这个行当了，因为他辗转多次仍然无法获得成长。

这个时候我就萌生了要开一个系统的培训班的想法，就是在这个"教"上。这其实是一个思想的转变，就是我上面所提到的，我开始已经有一种对行业的责任感，对这些心理咨询学习者的责任感，这是我"教"的职业生涯中一个很重要的转折。一开始，"教"就是为了分享快乐，锻炼自己。后来，"教"就是为了挣钱，或者自己的发展。最后，"教"就开始变成要为其他人提供一些帮助，为这个行业做一些贡献。

一个爱分享的人

是否善于教不仅仅取决于知识够不够，还涉及观念和性格的问题。这里面一个重要的因素便是分享。在分享中包含着分享的意愿以及分享的能力，也就是说喜欢并且善于分享的人更能将学转向教。一个爱分享的人可以获得快乐和学习机会，建立良好的人际关系等。要成为一名好的心理咨询师，离不开分享。

想要成长为一名真正合格的心理咨询师，除了学习大量的有关心理学的知识、方法与技术以及学习之后的实践，学会如何将所学知识教授给他人也是十分重要的。因为只有从学转向了教，个人的知识结构才能更加完善，心理咨询才能转向职业化，才能进一步迈向更高的职业境界，这些都是成为一名心理咨询师必不可少的。前面我也与大家分享了我职业生涯中从学到教的过程。那么在从学转向教中，有哪些品质是我们需要拥有的呢？我们来谈谈分享吧。

著名的爱尔兰剧作家萧伯纳曾经说过：你有一个苹果，我有一个苹果，我们彼此交换一下，每人还是有一个苹果；你有一种思想，我有一种思想，我们彼此交换，每人就可拥有两种思想。

在生活中，可以分享的不只是思想。我们还可以分享感情，分享经历，分享人生。

我们最经常分享的是快乐。有人说，快乐是一个人的事，分享有何意义，他人会变得快乐吗？分享快乐，不一定是让对方获得好处，但是快乐一定会感染到他们。

我们常常说要分享快乐，是不是意味着，忧愁不可以分享?

这个世界上，存在这么一类人，他们以忧愁为主要感情色彩。对他们而言，忧愁是他们生活工作的灵感源泉。他们的作品，他们的言谈举止，处处散发着淡淡或浓烈的忧伤。他们喜欢把这种忧伤表达出来，他们的表达方式或者轻柔似细沙，或者粗犷如烈焰。他们分享的是一种心境。

我一直都很喜欢分享，与人分享是一件快乐的事情。分享美好的东西是快乐的，为别人分忧解愁则是分享的另一种境界，无论你贫穷还是富有，只要你心中有对世界的热爱，这在精神与思想上都是珍贵的成就。

我的分享方式就是教，在课堂上，将我的思想、知识与技术教给身边的人，教给我的学员们。在教的过程中我不仅获得了分享的喜悦和成就感，还会在与身边的人分享和交流的过程中不断扩充自己的知识，建构我的知识系统，使之更加丰富、精彩和完善。

有一些人是比较善于去教的，他们总能将自己学来的知识与技术很好地转化成养分施教于他人，让他人从这些养分中受益。但是，有些心理咨询师学了好多年，却没有办法把学到的知识教授给别人。在这里面主要的限制是什么呢?很多人认为是我们的知识储备不够，其实并不仅仅是知识储备不够，有时候是我们的观念和性格问题。

就拿我来说，我有一个优势，就是从小我就喜欢给别人分享，我喜欢把我知道的东西讲给别人听。

我记得莫言先生曾经在他的获奖感言中提到，他本来不是一个会走上文学道路、写作道路的人，但是后来他成了一个讲故事的人，这和他小时候的经历有关。他小时候总到集市上听人家说书，听完之后，回家就学着集市上的说书人，在他妈妈面前讲一遍听来的故事，这样学一遍就等于他会讲故事了。在学讲故事的过程中，母亲会鼓励表扬他，他一边讲一边观察母亲的表情，他发现母亲因为他讲的故事感到开心，因为孩子都是渴望母亲开心的，就这样，在这种有形跟无形的鼓励下，他变得更加愿意去分享了。后来他慢慢地在学他人的基础上添加自己的一些东西，妈妈就会更开心。时间长了，添的东西多了便形成了自己的东西，也就不需要再学别人了，自己就变成了一个会讲故事的人。所以他在诺贝尔奖的颁奖典礼上做的报告主题就叫“讲故事的人”。

我小时候也有这样的经历，就是我特别喜欢把我知道的东西分享给别人。那时候我也去听别人讲故事，后来我就变成了一个喜欢在人群中把我会的东西教授给别人的人了。

大家不要小看分享这样的小事，这件小事对我们其实尤为重要。我们对现在的青少年的研究显示，那些不懂得分享，不愿意分享，不会分享的小孩，他们以后的心理发育、人际关系都将受到很大的影响，甚至有很多小孩之所以有问题，跟别人相处不好，就是没有分享的能力。

专门有心理学者进行这样的研究，我们也发表过文章，就是论孔融让梨中分享的能力，把孔融让梨理解成为一个道德教育的故事，就是课程。其实不仅仅是这样的，这是一个小孩的分享能力。因为在人类进化发展的过程中，整个活动靠合作与竞争两种机制相互协作来完成，在合作和竞争之间，他需要有这样一些元素，比如说分享的能力就在其中。

还有一点很重要，就是分享的过程中还可以获得一样很好的东西，就是快乐。因为你在分享给别人的时候，别人会因为你的分享、你的教授而受益，这样你就感受到价值感。比如说看到别人在听你讲的时候受益了，或者过后会有人表达，你自己的心灵就会得到滋养。这就是分享所带来的好处。

另外，分享还可以建立很好的人际关系。我们为什么要让梨给别人呢？我让梨给他，他让桃子给我，这样我们两个人都既有桃子又有梨了。如果我谁都不让，就只能吃梨，也不可能尝到桃子的味道。所以对小孩子的教育，一定要强调分享，因为这是合作，是彼此共享。

现实生活中，有好多心理咨询师，他不愿意分享，他认为自己花费了时间与金钱学到的东西，凭什么说给别人听呢？

我曾经参加过一个培训班，培训班的老师教我焦点疗法，回来我就开了一个沙龙。我对赵同学说："你去广州学了这个焦点疗法，你回邯郸，给那儿的咨询师讲一讲吧。"赵同学说："我才不讲呢，我花了时间，花了路费跑去老远的地方学习，我给他们教？"这就是一个不愿意分享的例子。

另外一个杨同学回到商丘就已经开始想，这么好的东西，我要告诉别人，然后就马上给张三、李四打电话，"你们快来，我学了焦点疗法了，我要讲给你们听"。

分享的能力里面包含着分享的意愿、分享的态度，这其实是一种行为模式，你不能说哪一种好哪一种不好，但是它却影响了人们是否能从学成功地转向教。所以在从学到教，从低级的学到高级的学这个转变过程中就需要有分享的能力，而分享能力里面就包括你的分享意愿。

有的人说我很愿意分享。就像有个陈同学，十分愿意分享，学了焦点疗法，回来便把咨询师班的同学或者周围的心理学爱好者都叫过来。但是她讲来讲去，越讲越让别人听不明白，一会讲到东一会讲到西，自己津津有味，听的人却一头雾水。本来一共来了 15 个人，后来只剩 5 个。这种就是不会分享，分享能力里面除了包含着想不想分享即分享的态度和意愿，也包含了会不会分享，就是分享的技巧。

愿意分享还是远远不够的，要让你的分享真正发挥作用，把你学到的东西真正传授给他人，让别人受益，分享的技巧与方法也是必不可少的。

我一开始分享其实就是为了锻炼自己，获得机会以及获得成长。后来教别人是为了可以从中获得一些经济上的回报，并走向职业化。再后来，我开始从分享之路上获得精神上的回报，获得了精神的满足和快乐，并希望通过我的分享让更多喜欢或者需要心理学的人受益，让心理学成为一门造福于社会的科学。

很早以前，曾经有个学生问我："韦老师，你把你刚刚辛苦学习来的一个知识或技术写在了书里，教授给了别人，别人把你的知识和技术都学走了怎么办？"这个学生当时与我的关系十分亲密，我相信他说这句话是真心对我好。当时我的回答是："我有的远不只这些，我还能不断地再创造。"就是这种在学习中的不断再创造让我一开始就有一种信心，这种信心让人的脑子越来越灵光，就敢于让别人拿走你的知识与技术。

在当下，心理咨询师如果没有分享的能力，就无法转向教授，没有转向教授他人，就不可能最终成为一名好的心理咨询师，在专业上就会开始止步不前，陷入困境。

这就是我个人的一个经历，也告诉大家一个道理：要善于分享，这样你的事业、人脉才会不断地扩大。

万事开头难

我们在开始做任何一件具有挑战性的事情的时候，都是万般艰难困苦，有的人没能坚持，最后不了了之，而有的人咬紧牙关，闯过了这最困难的一关，事业之轮转动起来，就能最终走向成功。根据我几年教授的经历，从两年研修班思想雏形的形成，到方案受阻再到终于实行，两年研修班的创立是成功的，研修班为社会和心理学界培养了大量的人才，我也在这两年的教授经历里总结出一套自己的教学方法。

开篇之前，我想先和大家分享一下飞轮效应。

为了使静止的飞轮能够转动起来，一开始必须花很大的力气，一圈一圈反复地推，每推动一圈都十分吃力，轮子转动得也很慢，但是每推动一圈的努力是不会白费的，飞轮会转动得越来越快。当到达了某个临界值时，飞轮的重力和阻力会变成飞轮转动的推动力的一部分。这时，不再需要花费太大的力气，飞轮依旧会继续快速地转动，并且会不停地转动，这就是飞轮效应。

我们在现实生活中也是这样的。相信大家都会有这样一种体会。刚开始跑步时会感觉筋疲力尽，呼吸不顺，总是有想要停下来的念头。这时如果你能坚持下去，跑上一段时间，你会发现呼吸开始变得顺畅，你会感觉越跑越轻松，越跑越带劲，就好像腿自己在奔跑一样，不想停下来。这时，继续跑下去的勇气已转变成了轻松向前跑的惯性，使你越跑越远。

每件事开始都需要付出巨大的努力才能使事业之轮转动起来，一旦你的努力到达了一个临界点，量变引起了质变，一切都会好起来，成功的大门也会为你打开。

“天将降大任于斯人也，必先苦其心志，劳其筋骨，饿其体肤，空乏其身，行拂乱其所为，所以动心忍性，曾益其所不能。”这是孟子关于困难对人磨炼作用的精彩论述。不知有多少人把它当作座右铭，写在了墙上，也不知有多少人把它当作警示语，刻在了心上。这说明，逆境、挫折、打击等困难，对于人的成才，特别是成大才，是必需的，正如“宝剑锋自磨砺出，梅花香自苦寒来”。同时也说明：许多人不太明白这个道理，或理智上明白，但感情上不愿接受它，讨厌它。说实话，人们对待困难的态度，的确是爱恨交加：迎面看——恨，回头看——爱；感情上——恨，理智上——爱。

我的分享之路、教授之路也是在各种艰难险阻中开启的。

我的分享之路是从我在全国各地讲课和开培训班开始的。在这期间我发现来上课的每位学员各自存在着不同的问题，有些人需要的是个人辅导和成长，不是知识与技术，有些人只学技术不学知识，有的人只有知识却缺乏技术，有的人学的知识和技术都已经足够了却缺乏实践。但由于课程的时间短，我无法长期追踪并帮助他们去改善这些问题，让他们真正受益于我的分享，成长为一名能独当一面的心理咨询师。

然后，那时候我就想，我要开办一个时长为两年的研修班。在这两年中，研修班的学员要坚持上完所有课程。需要学习理论的一起来学习心理学理论，需要学习技术方法的一起学技术，需要个人成长的一起成长，需要实践的一起实践。最后，便有了这个心理技术研究生班的雏形思想。

思想雏形出来后，便要开始付诸行动了。我联系了武汉大学的张展儿老师和钟年老师，通过他们约见了武汉大学继续教育学院的院长，我们在一起谈论关于开办一个系统性的心理技术培训班的相关事宜。

一方面，这是个在职班。另一方面，这又是一个帮助心理咨询师成长的班。这个班需要通过社会实践和技能训练来带着咨询师们做个人成长，这部分由我来负责做。研修班的学员我来招，我负责上课和管理，研究生的体系由武汉大学来做。

谈论完成，分工明确后，武汉大学那边便开始申请。结果研究生院并没有批准我们的方案。因为这个研修班可以发研究生课程结业证，也就是说，即使没有拿到硕士学位也是研究生，每个人都变成研究生了。

方案没有被批准怎么办？我们开始陷入困境。我并不想开设短期的研修班，研修班就是一个高级的培训班，这与我当初的教学理念产生了冲突。

就在这个时候，广州大学心理学系的系主任郭思平教授跟我联系了。系里在教育学院叶号生院长的带领下，有一些想法，想多做一些事情。一方面，可以给高校创收，另一方面，可以多为社会上做一些贡献，培养一些人才。我说正好我想开一个研修班，就是两年制的培训班。我们马上约了见面，商谈之后一拍即合。达成共识以后我们马上签了合约，我也马不停蹄地开始了研训班的招生工作，最后招了30 名学员。

今天看来，那两年的教学是成功的。

现在我们网校的校务长、教务主任、系主任等领导中，有两个都是当时首届心理咨询研究生班的，就是杨主任和赵主任。

还有一些人虽然没有和我一起办网校，但是他们在自己的职业岗位上也做得很好。有一位学员原来就是一名医生，他参加了好几个研究生班，有佛学的博士、硕士学位，5 个本科学位，中医、西医证书他也都有，他是一名全科大夫。当然，这个研修班的训练对他来说是一个助推。后来他在他们医院开了一个新生医学的门诊，成为当地中医治疗、心理治疗领域中的特色。

还有一位学员是幼儿园的园长，她在学习了两年的研修班之后，就把研修班的体验式团体教育应用到她的学校教育里面，全员进行幼儿园的家长会，体验式家长会成为教育心理资本建设，取得了很好的成绩。

这两年研修班里优秀的学员太多太多，我无法一一列举。

如今回过头来总结这两年研修班的教学成果，可以看到我的教学理念取得了很大的进展。它很好地弥补了之前提到的学习培训时间短，无法达到最好教学效果的弊端，让想学的人安心学理念。

在这两年的时间里面，两年的教学经验里面，我找到了一种教学方法，我把它叫作“六位一体”，即学、做、演、教、写，这就是咱这一本书的 5 个要诀，加上个人心理资本成长。这就是在广州大学心理技术应用研究生班这两年的带领当中形成的教学思想，也就是心理咨询师的成长之路。并且提出了“一个七”，就是七次地面面授，每次七天，七七四十九天这样的一个打造。第一次，热情地投入，告别过去的那种生活，告别过去的那种模式；第二次，积极地去实践，去验证；第三次，回来去汇报、督导；第四次，是新的一个探索；等等。七次都有不同的主题进行教学。

到今天为止很多人不理解我办心理学网校是为了什么。很多人只看到表面我能把网校办起来是出于这样那样的原因，但其实就是为了“教”。

我从小就善于分享，喜欢分享，喜欢表达，喜欢表演。从事心理学之后，走的就是一条通过分享来获得自己成就的路，就是越分享越快乐，越分享越成功。

综上得出结论：凡事皆有难，万事开头难。坑坑洼洼路难行，平平滑滑也难走。没有休息就没有工作，没有阻力就没有动力。千里之行一步起，万丈高楼一砖始。物始动不易，事始做不易。果先苦后甜，事先难后易。车——始动时费油，事——始做时费心。

体验式团体教育

我的教授历程中发生了转折，我开始进入一个更高的境界——研究“教”的新领域。通过不断的考察、研讨和实践最终形成了体验式团体教育模式。这种教学模式在学校的教育教学改革的实践中取得了有目共睹的成果。它将最近发展区理论、动力学理论与心理技术结合起来，培训教师通过优化教学方式最终取得最大化的教学成果。

说到教的这个层面，其实慢慢地我们就开始进入一种更高的层次，就是从一开始只是为了满足个人的需要，到最后慢慢去帮助他人。这时候，我就开始不由自主地走入了另外一个领域，一种研究教学方法的新领域。

2009 年，我在济南开团体心理咨询培训班。当时的吴虹校长带着学校的老师参加了那一次的培训班。那时有来自呼伦贝尔的陈明清。这里提到他是为了做一个引子，引出后面的内容。

在课堂上，他邀请我去呼伦贝尔讲课，当时由于档期问题，我并没有去成。后来他去世了，我决定送课过去。送的课名叫“表达性艺术心理成长团体工作坊”，课程时间为 4 天。呼伦贝尔 13 个县市级的心理和教研员和心理学老师参加了课程。而这些老师大多同时兼任他们学校的班主任或者其他的学科老师。

上完课之后，大家一起谈论课后感想。大杨树二中的郭沧海校长以及他们学校的教研团队都认为这种教学方式是需要学习和借鉴的，它对学校正在进行的教育教学改革会有很大的帮助。于是我们达成了一个意向，就是在体验式团体教育模式背景下对大杨树二中进行教育教学改革。后来，我们立了内蒙古自治区的课题以及另外一个国家级的课题。后来在南京的时候，又做了一些相应的改善。

从这开始，我的职业道路便发生了转折，我不再是简单地将我的知识与技术分享和教授给别人，而是开始真真切切地研究“教”这件事，“教”的过程以及“教”的结果。

在实施体验式团体教育模式背景下的教育教学改革方案时期，我们多次去大杨树二中。我先对全校的老师进行心理资本的建设，帮助老师们提升职业性，减少他们的职业倦怠。其次教各班的班主任如何开体验式班会、家长会，从而使老师教学课堂的外围得到优化。最后，帮助提高各个学科课堂的动力。比如一个班级应该怎么分组，怎么选小组长，对这些被挑选出来的小组长应该怎样进行引导，让他们能够得心应手地带领自己的小组成员相互协作，发挥各自最大的潜力，在高考时取得好成绩。

体验式团体教育模式下的教学教育改革效果出乎意料地好。原本大杨树二中是一所乡村学校，好的生源常常会流向县区的学校，学校的升学率并不乐观。在进行体验式团体教育模式下的教学教育改革后，升学率一下提高了许多，甚至引起了当地教育局局长的关注。这就是我们对这个学校进行体验式教育教学改革的部分成果。

我们掌握着心理学知识与技巧的优势，在进行教育教学优化与改革方案的时候，不是直接从课堂入手，而是从课堂的外围入手；不是从教学技术着手，而是从进行教学的人着手。

也就是说，我们先帮助老师，然后再帮助与老师相关的人，例如家长与学生。在完成帮助人以及优化课堂外围后，才开始正式进入课堂。进入课堂后，学科并不是优化和改革的重点，我们不探讨各个科目的教学方法，而是探讨课堂动力。

比如一堂 40 分钟的课，在这 40 分钟里分配时间的方法对班级里学生整体的凝聚力、大家的投入度与参与度会产生相应的影响。按照传统教学模式，这 40 分钟可能全部听老师讲。如果我做一种调整，课堂开始老师讲 20 分钟，学生讨论 10 分钟，学生再发言 10 分钟，两种安排分别对动力产生什么样的影响？这个班级文化动力与心理动力是否会不一样？学生课堂的投入度与参与度是否有变化？我们主要研究的就是教学过程的动力。

个人心理的动力就是我喜不喜欢，高不高兴，投不投入；外部动力就是我们合不合作，彼此之间的均衡度够不够，等等。课堂上，是不是只有一部分学生听得懂，一部分学生没有投入？动力是心理学的范畴，在教育心理学里被称为教育情境，而团体动力又将教育情境包含进去了。

体验式团体教育模式下的教育教学改革中，我们专门研究了心理学范畴中的动力。

再结合之前一些很优秀的教育理论，比如巴班斯基提出的教育教学的最优化和维果斯基提出的最近发展区理论。

巴班斯基的教学过程最优化理论中分为 4 个方面：在教学任务上，最优化要做到明确教学和发展的目标，了解学生的预备状态，把教学任务具体化；在教学内容上，最优化要做到分析教材中主要的和本质的东西，确保学生能掌握这些教学内容；在教学方法上，最优化要选择能有效地掌握所学内容，完成教学任务的模式，针对不同的学习者，进行区别教学，即因材施教；在教学进度上，最优化要做到确定适当的教学步调、速度，既完成教学任务又节省时间。

维果斯基的最近发展区理论认为学生的发展有两种水平，一种是没有接受他人指导下的现有水平，一种是在他人，如家长、老师的指导下可能达到的最高水平，这两种水平之间的距离就是最近发展区。教学应着眼于学生的最近发展区，为学生提供带有难度的教学内容，调动学生的学习积极性，发挥其潜能，超越自己的最近发展区，而达到其可能发展到的水平。在这基础上继续下一个发展区的发展。

现实教学情境下，我们发现有一些老师在教学的过程不能保证在学生最近发展区里，可能是老师教的水平、方式、内容超过了学生的接受程度，只有个别同学听懂了，其他学生都听不懂。听不懂的学生就会产生挫折感，学习进度跟不上老师的速度，一步跟不上，步步跟不上，最后开始厌学。也可能是教师的教学内容在学生的最近发展区之下，学生不听老师讲自己也能懂。这样，整堂课就是在浪费时间。

后来，我们在大杨树二中做了这样一项干预。被试者为即将升新年级的某年级学生。在寒假期间将新课本发给他们，让他们自学，学习时间为整个寒假。假期结束返校第一天进行测试，测试分数达到实验者规定的标准分数的学生，学校会给予奖励。这项奖励与政策挂钩，就是贫困生补贴。

结果发现学生自学之后和老师辅导之后，测验的分数差距并不大。也就是说自己学和老师教的学习效果是一样的。那么，这么多节课用来干吗呢？这说明很多老师就是在浪费时间。

我们绝大部分人都参加过高考，整个高中阶段其实到高二下学期已经将所有学科的内容都学完了，高三一整年就为准备高考不停地做卷子，强化和巩固前两年所学的知识。

我们课堂里不需要满堂灌，因为好多知识点一通百通。因此，教学是三位一体的教学，知识与技能，方法与过程，情感态度与价值观。我们通常只关注知识与技能的学习，但是其背后蕴含的文化和规律，需要通过其他教学方法习得。

因此，真正意义上的教育是塑造一个人的过程，教育是让一个人成为一个完整的人，充分发挥个人潜能的人。完整的人不是只会背书，只会做题，只会填空的人。

我们开始在学校里实施这一套方案，把最近发展区理论、动力学理论与心理技术结合起来。那时候，郭校长带着一批教学骨干去现场考察，看别人的课堂是怎么进行改革的。考察记录后就开研讨会，讨论的主题就是课堂的动力，它的优势在哪里？劣势在哪里？现在应该怎么做？研讨会过后开始进入推门课，将这个课堂动力直接推到各个课堂去进行研讨。

我十分怀念那段时光，经常会回想起当时的一些事一些人。当时，我在全校师生大会上做了名叫《我有一个梦想》的演讲，并在教师节那天，邀请老师们走红地毯，对他们进行激励。那段时间，所有的老师都表现得十分积极，大家都觉得我要做研究，做一些让自己更满意的事情，整个学校的氛围开始热起来。学生们看见我进校园也感到很高兴。

到崔计生、杜郎口、杨四中学等几所中学考察时，其实就已经在做一些这方面的研究了。我去杜郎口考察的时候，就看出他们的许多问题。他们是在“挖地道”。就是在探索的时候他们先教后练，当场训练。让学生教学生，就是还课堂于学生的方式：老师不会教就靠边站，让学生自己学自己教，结果自学自教效果比老师教得更好。但实际上，这种做法是死马当活马医，结果治标不治本。真正釜底抽薪的方法应该是教师团体进行体验式团体技术和动力的改造之后再进行教学。

最好的教学应该是：老师可以时而在前，时而在后，时而在左右，带领学生提高学习效果，同时促进教学技术的提升。

凡是优秀的教学技术、心理技术，都是符合科学和人类活动的规律，只是在探索的时候就像在挖地道，这里挖一下，那里挖一下。我作为一个旁观者都能清晰明了地看到他们快到了，可他们一拐弯便走了，我深深地替他们感到可惜。

各种专家去做报告，去讲这讲那，却没讲到问题的实质。

实质就是让课堂动力均衡，让课堂的温度符合学生的个人心理，提升学生的兴趣、热情、满意度、积极情绪，让他们产生积极的心理姿态。采取最近发展区的方法，不要改革，而是要优化。

我们能做一些什么？原来的体系不变，比如一堂课 45 分钟，花掉 1 分钟用来优化，这 1 分钟干吗呢？安静，这 1 分钟让学生犯傻，说话。那这个班级的动力立马就不同了，这叫沉默时间。

教学过程中没有沉默时间是不行的，需要留白。比如一幅画没有留白，画得密密麻麻、花花绿绿，不好看。他们就是整堂课不留白，满堂灌，这样不行。

同样地，一节课需要导课，这是很重要的。从什么角度来考虑呢？就从这个班级学员的学习水平、动力水平等各个方面去综合考虑。他们没有科学评估，没有从心理学、社会学、教育学、文化学及生态学几个角度去看，所以我们提出教育教学改革优化当中的校园心理生态建设，让这个学校的人都有一种希望。

在南京，吴虹校长和南京师范大学的一位教授联合办了一个班主任培训班，就是体验式团体心理教育模式培训班。这位大学教授是江苏省南师大班主任研究中心的主任，他将南京 40 多个优秀的班主任聚集在了一起。

但是这些优秀的班主任来了以后，我们发现我们的心理课上不下去，因为老师们并不愿意接受外边的人对他们的教育，表现出满满的怀疑与戒备心。

这种情况也很正常，重点是我们要解决问题。上了一天的课之后，第二天我们就决定直接让这些优秀的班主任来带班会。我分配几个学员让他们带，让他们按自己的方式上班会课，并且演示给我们看。我们把他们所有的问题指出来，并针对问题去改造。这时他们开始认同和接受我们的课了。

我们把“心理”两个字给划掉了，体验式团体教育模式。既然划掉了，可以改成什么呢？体验式团体物理教育模式，体验式团体化学教学模式或体验式团体语文教育模式等。本来我们做的是心理教育，用体验式团体教育技术作为载体和方法，用团体动力作为公理，最终实现心理教育的目标。现在同样地，前面的字不改，实现物理、化学、语文等教育的目标。

后来，从大杨树二中的教育教学改革开始，我就编了一本书——《体验式团体教育模式理论与实践学校心理学——中国本土化的探索》。

教师素质与能力

很多时候我们看到的都是事物的表面。我不仅是一个团体心理咨询师，一个心理技术学的研究者，其实我在教育教学过程的研究、思考以及探索实践的过程中，也成了一名应用型心理学工作者。

心理学服务社会总共就三条路。我一直形容心理科学知识在那边，社会的需求在这边，心理科学知识要想运送到这边得经过一条河，要过河就得在河面上搭一座桥，桥上面就要有三条车道，分别是：心理教育车道、心理技术车道、心理文化车道。

现在大部分的心理咨询师走的都是第一条车道，也就是个人咨询、团体咨询、沙龙、读书会、讲座、培训班，所有的这些工作都是一个人影响另外一个人或者一群人。用知识、用动力、用技术最终让这个人或者这群人实现心理成长。让他们知道了，学习到了，执行了，改善了。这个过程是广义的心理教育。

不懂团体心理动力是做不好心理咨询师，也教不好别人的，不懂心理技术，不懂教育教学的方法和原理是教不会别人的。

所以心理咨询师想成为一名影响他人的个人咨询师也好，团体咨询师也好，沿着这个思路大家继续看，弗洛伊德是不是一个好老师？荣格是不是一个好老师？艾里克森那更是一个好老师了，他会用讲故事的方式就把你催眠了。哪一个心理学家不会教人呢？哪一个心理学家不是已经具备了分享的能力，具备了教授的能力，对教学的过程有研究，对人的互动有研究？所以，有人问孟子的伟大之处，我认为其中一方面就是他会教。别人问他："先生，你有什么本事吗？"孟子回答："我知言，我善养吾浩然之气。"

"善养浩然之气"是他的人格修养，"浩然之气"就是练就了一身硬功。另一个方面是他能把别人讲不清的东西讲清楚，"能言"的背后其实就是他能把事情说清楚并影响别人，所以他才有着自己独到的思想。

人生有三乐，其中一大乐便是"得天下英才而教之"，他觉得教学是一种难得的快乐。但是，这里的"得天下英才而教之"并不是说笨蛋他就不教了。所以，孟子也享受教学。

如果我们不愿意分享给别人，担心分享了以后别人学走了，那我们就不可能转向教。如果我们不能够从分享中获得快乐，只是觉得这是一个功课，是被动的，不是享受其中，那我们也不能够获得快乐。

为什么有些人做心理咨询做着做着突然就转行了呢？即使自己在这条路上成长了，他也不想再走下去。因为他没有享受到快乐。如果你不能升级，从获得自身的利益而转为服务社会，你就不能成为一个真正的教者。这是每一个心理学工作者必走之路。

如果你不探索，不去进入一种研究"教"的境界，你就不能成为专家。专家不只是为做的，只为了做那是工匠。要成为专家，就一定要在自己从事的工作中有自己的研究和总结，并且这些研究和总结是可以推广和让同行们借鉴的，这才称得上是专家。

如果一个心理咨询师已经学习、工作了 10 年甚至 20 年。最终却没有影响他人或者教授给他人，传递给他人，帮助他人的教育思想，那是不可行的。

现在大部分老师只把教育当成一份工作，当成挣钱养家的一个手段，他们并不是真正热爱教师这个行业。在成为教师以前，大家普遍有这样的想法：毕业之后不确定自己能做什么类型的工作，不知道自己想要的到底是什么，那就做个老师吧，做老师的要求并不高，可以安稳过日子。这是我体验到的小学、中学教师的状况。而大学老师，比如一些研究生导师，他们可能更倾向于将教师这个职业当作一个载体。如果把研究和教授两个部分放在一起要一分高下的话，毫无疑问地，他们更侧重于研究。因为研究可以给他们带来物质上的回报。他们的主要工作就是研究，而教师是他们不得不顺便扛起的附加品。我们可以认为他们都没有享受到当教师的快乐。

我们目前开办网校，带领着网校的学员们学习心理学。我们是真正体会到了教他们的这种开心和快乐，而学员肯定也能感受到这些东西，他能感受到韦老师也好，其他的主任也好，是真正在享受教学的过程，既是带领着他们学习也是跟他们一起成长，因此学员们也能让我们感染。这也许才是教育真正的意义。

一节网课有 45 分钟。在这 45 分钟里面，我在做什么事情？我开不开心？我应该如何让这 45 分钟是令人开心的 45 分钟？我们需要解决一些问题，即在课堂上不能知识是知识，我是我。也就是说我作为这个课堂上的老师，我与知识是融为一体的，我在给大家分享知识的同时也在分享我自己。比如说，我在分享我对知识的理解的背后其实是有情绪的、有热情的、有感受的以及有态度的。一个活生生的人分享知识，首先要做到的就是这一点。但是现实生活中大部分人都是知识是知识，我是我。这是不合格的。

从心理咨询师的角度去做去教的时候，我能享受到教授别人或是培养那么多人才时，内心那种独特的快乐。这种培养人才的快乐是一种更高境界的快乐。

另外，我既是一名服务者也是一位教学者，我和网校的学员们是什么关系呢？如果说他们是被服务的对象，我是服务者，我们之间是一个交易、一场合作；如果说我们之间是师生关系，我有义务和责任引领你，使你比来这里上课之前变得更好，我们是一个共同成长的关系、教学相长的关系。那么我们之间用心灵温暖心灵的人格互动就有了。假如你是你，我是我，你给学费，我拿工资，完成给你讲课的任务我就走，我们之间没有任何关系，这是不行的。

那么，什么样的人更享受呢？就是他愿意参与一段关系，在关系互动中使每个人都更好。好比把一个东西交给别人，不能给了转身就走，你还需要说清楚这个东西是用来干什么的，我用的时候是这样用的，你用的时候需要注意些什么，等等。这个过程中有一种情感的连接，有这种连接之后才能体会到人与人之间关系的美好，然后让人享受到这种快乐。

心理咨询行业有它独特的职业伦理、职业规则和设置，但是里面永远都有一种人性的关怀，我们能不能把握到？把握不到就不能享受其中了。

我一直将老师比喻成放羊的牧民。好比爷爷是个放羊的，你问爷爷，你放羊干什么？我放羊挣钱。挣钱干什么？挣钱娶媳妇。娶媳妇干什么？娶媳妇生娃。生娃干什么？生娃放羊。到了爸爸那一辈，人家问爸爸，你放羊干什么？我放羊挣钱。挣钱干什么？挣钱娶媳妇。娶媳妇干什么？娶媳妇生娃。生娃干什么？生娃上大学。他上了大学，就不用放羊了。那你问他上大学干什么？我上大学当教授，当教授干什么？当教授拿课题。拿课题干什么？拿课题挣钱。挣钱干什么？娶媳妇。娶媳妇干什么？生娃。生娃干什么？到外国上大学。

如果不享受这个职业，无论是放羊还是当教授，无论是在国内当教授还是在国外当教授，他始终都没有享受到教学的快乐，这就不是一个真正的教育者，他只是一个教书的，不是育人的。

我们咨询师也是一样的，如果你只是通过帮助别人解决问题而挣薪水，这个过程中你没有享受，你在心理咨询的道路上并不会长久。

中小学老师呢？为什么尽管他不愿意当班主任他也得当？因为他当了之后可以评级，必须有班主任经历才可以评职称。但是一旦评了职称就没有人再愿意担任班主任了。谁爱当班主任？因此我们看见的班主任年纪都比较小，没有长者愿意再去做班主任。

这又转到另外一个话题，就是老师的职业倦怠。没有享受自然会倦怠，而我们却越讲越想讲越讲越快乐。

另外一点，在育人的过程当中，你成长了，我也享受这种育人的快乐，这其实是一种精神追求。

最后，其实其他的回报都能得到。事实证明，我这么一路走来，最后发现真的能享受到好多东西，包括学生也越来越多。赚的钱少吗？也不少。想要的东西都能要到。假如一个大学老师，兢兢业业地教学，就会被评为优秀老师，学生喜欢他，他的科研会因此被发现，他更快乐，他更有创新能力，他脑子更活，他热情度更高，他怎么可能会想不出更好的课题呢？一个不开心的人怎么能够想出来好课题呢？

希望各位能够都成为一个好的教学者，好的分享者，好的心理咨询辅导者。

我讲了很多课

我个人也是在不经意之间走到这里，走上了一条最好的成长之路。

在心理咨询的行业中，大部分人的心理咨询个案是不够的。就得靠讲课获得一些收益，靠教授别人获得一些收入和发展的机会。比如，你今天讲课讲好了，那些听众有可能受你感染，成为你的咨询个案，那心理咨询的个案便会有所增加。随之而来的便是你的收入会增高，你便不再需要花费宝贵的时间去焦虑，而是更加专注和有动力地去学习，然后越讲越会讲，进入一个良性循环。

拿我自己做例子吧。有一天夜里，我给我的咨询班同学们逐个打去邀请电话，邀请他们来捧我场，我想讲一堂课锻炼自己，他们就这样被我召集到了一起并开启了我的第一堂课。我老是主动找别人过来听我讲课从而锻炼自己，经过不断地锻炼与实践，我的课也讲得越来越好，自己觉得挺满意，我便开始到社区里去讲课。

2002 年、2003 年这两年，我到各个社区给那里的阿姨、大姐讲有关心理学的知识，讲多了以后就开始到各种大型的舞台上讲。再后来，富士康事件发生后，全国各类企业掀起了心理学疏导和培训的热潮，并且那个时候广东省的领导提出幸福广东的建设，我便开始到各个企业去讲。

哪里有人愿意听、需要听，我们就去讲。无论是社区、学校还是公司，我们讲得实在太多太多了。

在我还在任职向日葵心理咨询中心的主任时，我和于东辉老师被邀请去讲课，结果接待我们的人先伸手去和走在我后面的于东辉老师握手，为什么呢？因为我当时形象上不像一个讲师。

这种情况有很多，还有一次，我都准备上台讲课了，我坐在第一排，然后人家都在找老师是谁，找不着。等我上去了以后，别人说原来是他啊。

不管怎样，一开始你还不是一个老师的时候，你就已经把自己当成老师了。时间长了以后，你就会完成从青涩到成熟的蜕变。现在我对讲课游刃有余，包括学术性的报告和大型演讲，一般的知识性课堂，还有团体培训。不同的人群，不同的形式，不同的目标可以互相转换，讲课的技能越来越成熟。

大家看看我讲了多少课。

2004 年带领了一年半的新生热线；

2006 年至 2009 年星期三心理学小组。每个星期三晚上，2 ~ 3 个小时带领成长小组；

2006 年至 2012 年开培训班，每年 100 多天在全国各地开设工作坊；

2012 年至 2015 年期间有三届研究生班，每一届研究生班都是七次课，七七四十九天，带领专业化的课程。

2015 年，带了差不多 10 个七天制的旅行团做心理成长。

2016 年创办网校，当年 36 门课，每门课 20 个学时，加上我还在外面讲各种各样的课，一年讲了 1200 个学时。1200 个学时的录制量，365 天平均一天录两三个学时。

那三年的网校，“校长时间”是我星期天晚上雷打不动，极少有缺席的。每个晚上两个小时，内容都是非常有新意、学术性、专业性、思考性和引领性的。

现在我们在一苇渡心心理学科普教室里面差不多有两三百集的课堂了。别人提出来心理问题，我就回答。其实就是要不停地把知道的东西教给别人。

我们可以一起来听一听课堂学员的亲身体验和他们对韦志中老师的看法：

“我来说说我眼中的韦老师吧。我是 2011 年 11 月认识韦老师的，那时候韦老师在台上讲课而我坐在台下听课。当时，我已经有了几年做心理咨询师的经验，但是没有明确自己真正要走的路和自己的职业方向。正好韦老师那一天就在台上激情满怀地讲咨询师的成长之路，当时我特别有感触。”

“到底老师教什么最初我也不太清楚，我想就跟着这个老师走吧，就开始学了。从 2012 年的研究生班开始，我就沿着韦老师说的那一条学习之道，一点一点学习，学一点就赶紧教给别人，当初刚学习完之后以为自己学会了，但是去教人之后才发现自己做得并不好，在并不成熟的状态下就开始给别人讲了，开始教人了。

“但是你不讲给别人听，便更不会讲了。后来，从一开始还觉得害羞、脸红慢慢开始改变。在这期间我最大的感受就是我跟韦老师接触的几年，在各种场合里，他其实就是一直在讲。那个时候是一种游学的形式，七次课堂，韦老师在哪里讲课我便跟去哪里听课，一次都没有落过。

“我印象最深刻的是有一个三届学员对我说的一句话：‘我发现韦老师的每一节课好像都有你。’尽管后来中断了几年，但是我没有和韦老师断过线，还一直跟着，同时也在网上不断地听韦老师讲课，跟着他去做报告。”

“这一路走来，我感觉其实自己是受益最大的。我也是第一届研究生班的，我是亲眼看见韦老师一直在讲，我也是从那个时候开始受益的。我开始真正站在讲台上，把自己当成一位真正的教师。”

“我本身是老师出身，作为一名老师其实就是不断地给学生们讲课，讲很多课。但是在听完韦老师讲课之后，我开始思考老师们讲课与韦老师讲课之间存在的最大区别是什么？它们之间有什么不同？

“韦老师每一次讲完之后要不断地重新思考和提炼，要比在以前讲的课的基础上有所提升。比如说，我做老师的时候，就是讲一门课，讲了很多年都不会有太大的变化，一直还是这样，该怎么讲就怎么讲，没有过多的研究，即使有研究也只是停留在提升自己的层面。但是，听过韦老师讲课过后，我觉得韦老师在讲学的过程中值得我们每一位老师去学习的就是对自己讲的课不断地更新。

“这一点我认为是我们所有做教师的人应该思考和沉下心去做的事情。这当然也要结合另外一点，就是做研究。做讲师的人不能丢了自己的研究。做什么研究？研究课堂啊！你要研究课堂上的动力，研究自己的教学方式。例如傕计生的改革模式。当大家都去看、都趋之若鹜的时候，我们却能看见其缺点和不足的地方，然后再进行自我检讨。”

曾经有学员跟我交流过这样一个问题：讲课讲累了。很多人都反映，讲了几十堂课之后就不想讲了，为什么我们讲了几百堂甚至几千堂，连续讲好几天甚至好几个星期的课，我们都不觉得累呢？

原因就是我们每一次讲课遇见的都是全新的自己，站在讲台上滔滔不绝教课的也是新的自己。如果让我不断重复讲一个固定的课件，每一次讲都不做任何的改变，连讲三回我也会厌烦，我也会不想再讲课了。因此，每一次讲课一定是不重复的，一定是不断地去更新自己的讲课观点、思想和方法的。

是的，就是不断地创新。比如，老师之中也不乏许多出色者，他们在自己原来的基础上不断地进行挖掘、不断地更新以及创新。有的特级教师讲了几百场同样的课，为什么每一次讲还是滔滔不绝、津津有味，而台下的人也愿意听？

与此同时，讲完之后他们自己也觉得很受益、很快乐。原因就在于他每一次讲课都是有变化的，不是一成不变的；每一次讲课都可以给自己带来新的体验和体会；每一次讲课都有自己的创新。

因此，这里应该加入一个我说的研究，就是加入老师对这堂课的研究。然后再把研究结果拿出来并且形成自己的体系。比如体验式团体教育模式，我的三位一体，我的六位教学法，我的五步教学法，学、做、研、教、写。提炼出来以后形成自己教学方面的一个模式，成为自己的理论。

这一点，不管我们做老师也好，还是做心理咨询师也好，都是应该学习的。

写篇

作品是心灵的升华

我的写作历程

如果有人问我："在你做心理学的过程中，什么是你觉得比较重要的呢？"我会认为作为一名心理学工作者，会不会写，能否用文字表达自己的内心世界是关键。我的心理学之路是由写开始的。我如果没有一开始尝试着写心理学博客的专栏，我可能就不会在网络上有影响力，这种影响力也不会转换成具体的个案，最后使我的业务扩展开。如果我没有在新浪微博上写那么多有影响力的文字，就不会有那么多的媒体采访我、报道我，就没有人通过这些信息知道我，请我去讲课。我如果没有一开始就想着要去写书，可能就不会有今天在专业上的影响力，和自己对专业更进一步的理解。作为一名心理学工作者，学会写这是非常重要的。写作是一项技能。

那么作为一名心理学工作者，可以写些什么呢？我们可以尝试写些有关自己感受的叙事杂文。通过自己在生活中所遇所想，来表达自己的情绪、情感以及对生活的体会。用这样的方式可以自我梳理，释放一些不良的情绪，使一些积极的情绪得到技术升华，对一些自己原来认识的事情做澄清，在澄清的过程中会实现一个认知上的改变，态度上的改变，会使自己有所领悟和自省，还可以推动一个人的心理成长。有关于这方面的心理学研究表明，喜欢写文字，比如写诗或写日记的人的心理健康程度要比那些不写的人高。我们还可以写心理科普文章。我们同行中很多人都有自己的自媒体，借助自媒体写一些心理科普文章，让更多人认识心理学，了解心理学。

写这种的方式也是成长的一种途径。写就是一种表达。当我们在写的时候，就是在梳理自己，慢慢地深入自己的心灵，疗愈自己。我们还可以写心理学论文。如果对于一个论题很感兴趣，我们可以运用科学的方法进行研究来验证自己的假设。另外我们还可以写心理学的文学作品，比如心理小说等。欧文·亚隆就是著名的心理学家，他非常擅长写心理治疗小说与故事，如《当尼采哭泣》《爱情刽子手》等。我们也可以尝试写心理小说。

心理学工作者是要做心理的工作的，有时候要疾风骤雨，有时候又要潺潺溪流。助人工作往往是润物细无声的过程。那么我们需要些什么呢？我们要成为一名艺术家，成为一名文学家，需要会写东西。会写东西的人自然会讲故事，会描述情感的画面，会具象化，会隐喻。因为文字是最具有隐喻象征的。而我们解决别人的问题，心理成长的过程实际上就是隐喻的过程。文字是重要的隐喻符号，也是最重要的表达载体。我们很多时候获得成长就是通过文字这种艺术的表达方式，所以不会写、不写的话，不光自我疗愈的可能性大大减少，同时你在帮助别人的时候就没有办法走进去。

写作是一种好的方式，会增加我们的机会。我之前写东西很少，也不太会写，坐在那边很长时间也才写出 300 字左右。一开始也是怎么想也写不出来，但是还是坚持写，能写多少就写多少。当时就是想把自己咨询个案的情况记录下来，然后进行分析。我也会把自己咨询中的一些感受，不涉及来访者隐私的部分写出来发在我的自媒体平台上。

2004 年，我办了一个“韦志中心理在线”网站，在这个网站上，我一开始发了一二十篇我个人的生活感受，其中有一个太姥姥的钱包的故事，还有我小时候家里困难时期，一个白馒头谁吃的故事，我记得写这两篇文章时我的水平还很差，但我找到了一种方式，我回忆过去的故事，然后把这个故事打字出来给别人看。

小时候我经常去我外婆家里面，因为家里很穷，没有粮食，我就在外婆家里吃饭。只要是有机会，基本上一年四分之三的时间都在外婆家。那外婆家谁最欢迎我呢？太姥姥，就是我外公的妈妈。她一个人生活，冬天很冷，那时候家里没有暖气，也没有热水袋、电热毯等取暖用品。

她晚上一个人睡觉，就比较冷，老年人一般都是脚冷，脚一冷一晚上都睡不好。太姥姥让脚保暖的方式就是用烧热的砖头捂脚。她每天做饭的时候在烧火的炉膛里面烧两块砖头，然后把砖头上的灰撢掉，用一块棉布包起来保温，放在她床尾的地方，睡觉时她的脚就踩着砖头。我去了太姥姥就很高兴，因为我在她就不用烧砖头了。我就睡在她的床尾，帮她暖脚。因为小孩子火力旺，尤其是小男孩。这样一晚上太姥姥的脚都是暖和的，所以太姥姥很喜欢我。太姥姥平时会给我一些零花钱。有一次她向我招手，叫我的名字。太姥姥一手拄着拐杖，一手招手叫我，这个动作美丽极了。然后我从很远的地方跑过来，站在她旁边，她就从腰边拿出来她的钱包。钱包是用各种手帕包起来的，有四个角，她两个手指头捏开一个角，然后再捏开另一个角，再捏开一个角，四个角都捏开之后发现里面又有一个，钱包要经过两三层才能展开，之后她从里面抽出来五毛钱。整个过程像是在展示艺术品，我聚精会神不敢出一点大气，生怕一出气打断了太姥姥的行为。她把钱交给我的时候说让我去集市上买瓜，两毛钱买面瓜，两毛钱买甜瓜，还有一毛钱是跑腿费。这就是太姥姥的钱包的故事。

还有白馒头谁吃的故事。有一年的冬天早上放学了，下着很大的雪。我把外套蒙在头上一口气跑回家。当时太饿了，我跑回家立马就进厨房，我的爸爸妈妈、哥哥、妹妹都在厨房。看见我回来了，我妈妈就一声令下说开饭，把锅盖掀开。掀开锅盖的那一刹那，烟雾缭绕，满锅都是黑窝窝头，但中间有一个白馒头。一看到这个白馒头，自己心里就在想今天这个白馒头谁吃？有没有我的份？这可能就是全天下小孩子的心情，看到有好的食物时都是这样想的。这是我一辈子都忘不掉的体验和心情。当然，吃这个白馒头爸爸跟妈妈也是相互谦让，偶尔在白馒头上掰一口给我们吃。爸爸和妈妈很恩爱，他们都互相照顾，因为要干很重的农活，所以他们会很谦让。我其实已经记不得那一口吃下去的感觉是什么样，但我却记得当我站在门口，我妈妈说开饭，掀开锅盖的那一刻。这些是我自己的经历与感受。

很多人会说，“我没有东西可写啊，写不出来”。自己的生活、自己的经历都是很好的题材。 我一开始就是这样写的，写自己的经历然后分析对它的看法与态度，这就是一篇文章。我们不要等会写了才开始去写，这样你永远不会开始。我们都是在写的过程中慢慢地提高自己的写作能力。

2004 年我就开始在“韦志中心理在线”网站发一些文章。在这个网站中设置板块。网站主要分心理疾病的知识介绍、心理故事、案例分析以及心理科普 4 个板块。我将自己经手咨询的案例进行加工，在不违背伦理的前提下把这些案例写出来，让那些有类似症状的人看到，他们就会觉得别人可以治疗，自己也是有希望的，可以尝试一下这样的方式。

2006 年，我在新浪注册了博客，开始在新浪博客上写文章。我一开始写的文章都很短，比较幼稚。但是我不想删掉也不想去修改，这是我的一段经历、一段历史，是我成长的印记。一开始写的人不多，我的博客就被推荐到新浪博客的首页，这样访问量就慢慢上来了。这时候有一些媒体开始找我做广告，比如汽车等。新浪博客会征询博主的意见，如果我同意放广告，一个人点击我的一篇博客我可以分几分钱，就这样我赚了 1 万多广告费。

随着我在新浪博客上的文章被推荐得越来越多，就有专门的工作人员找我，商量把我的博客放在哪一个板块。因为新浪博客的首页需要推不同板块的博主，他们把我推到了健康类的板块。接下来新浪博客有各种各样媒体的访问，他们就找我，要采访我，这为我带来很多的机会。新浪博客使我的职业生涯发生了根本的改变，助推了我的职业发展。后来新浪要搞微博，选 1000 个人做第一批实验，就选了我，因为我是心理健康类的名人博客。但是我没有把握好，那段时间我到处去开工作坊，上课，忽视了这个事情，直到某位明星的微博粉丝有一千万了，我才意识到微博的重要性，发了一点东西。如果那个时候每天写一点心理学的知识，可能粉丝量会迅速涨上来，所以到后来我的新浪微博固定有 22 万左右的粉丝。这么多年过去了也没有好好经营，可是那一段经历不能忘。因为写，我的职业多了一些可能性，我的机会越来越多。

我的写作就是这样一步一步开始的，大家也可以尝试每天写一点。荀子说：“不积跬步，无以至千里；不积小流，无以成江海。”一点一点地积累慢慢才能汇聚成汪洋大海。

我的第一本书

2007年，我已经开始在全国做本会团体心理咨询的培训班，那时候我就在想要写一本关于自己带团体的经验和实践的书。可是当时自己写文章都很费劲，那怎么办呢？我的办法就是每一次出去讲课，把讲课内容进行录音，然后把课程录音拿回来整理，语音变为文字。

说起来挺可笑的，现在打开这本书，有一些地方会出现这种情况：下面我们讲三条，一、二，第三条没有了，其实是根本忘记了。这说明什么？说明这本书确实漏洞百出，可是漏洞百出也不露怯，也要继续写。第一本书没有人愿意出版，你从来没有出过书。一般的大学老师要评职称，出专业的书，自己花钱买50本，100本，200本，然后就有这么一个成果，能评职称就行了。可是我又不评职称，后来我的一个学员找到了他在广东一家出版社当编辑的同学，说可以帮忙出书，就这样出版了我的第一本书——《本会团体心理咨询与实践》，数量为3000本。

当书都达到我这里后，我就做出了这样一个决定，我要想办法把这3000本卖出去，卖不掉我就送。2009年年末，我讲课总结今年收获蛮大的，要感恩回馈，于是就说送300本本会团体心理咨询的书籍，就把这个信息发到各个QQ群，很快300个名额就满了。

当时第三届心理技术研究班有一个学员是全国十佳优秀心理健康老师，她在当地成立了自己的心理教育工作室，做得非常好，现在是一个知名的专家。当时我送书的时候有人就问那位老师，“有人要送书，心理学的，你要不要？”她说要，我们就邮寄了一本给她，她拿到书时没有立即看，过了两年才看的。等她看后就决定要跟着我们学习，所以后来她报了我们的研究生班。

陈明清，内蒙古呼伦贝尔鄂伦春自治旗大杨树第二中学的老师。2009年她到山东济南参加我的本会团体咨询培训班，这次是第二模式表达性艺术团体。她当时来的时候是坐在轮椅上的，坐火车来济南甚至要依靠吸氧气来维持她的身体机能。她是一名残疾人，坐在轮椅上，十几年前得了不治之症，她在学校坚持做心理健康教育，给学生安排心理活动。她借助的一本参考书，就是《本会团体心理咨询与实践》。

当时在山东济南看到她的时候，那本书一直放在她身上。我看到那本书上写满了字，每一页都有她画的东西。她看书上面的东西就照着学，照着做。她也会在网上看我的网站，每周三小组的报道。当时她就说在有生之年一定要亲自见见我，接受我一次督导。所以她不远千里到山东济南来参加我的培训班。在课堂上，我们进行了“心理专修学校”模拟。即按照心理成长的目标与种类，在现场模拟成立几个“心理专修学校”，现场的人根据自己的需要加入一个学校。然后进行选拔，每个学校选拔出最需要成长的学员到我这里，最终选拔出3～6位人员作为此次课堂“讲故事的人”。当时陈明清就是其中之一。她在现场说了与我的故事，我就这样认识了陈明清。如果没有她，我就不会走进学校，把自己的心理学事业延伸到教育领域，开始了学校体验式团体教育模式的探索。

像陈明清这样的故事还有很多，这些人都是因为我的写而结识了我。很多人反映看那本书就像在听我讲课。因为那本书上的文章是口语化的内容。当时的内容都是自己上课内容录音转化而来的，是我的处女作。我的第一本书让更多的人知道了我。很多人从一开始在网站上看到我写的文章，再然后看到我的书籍，慢慢就知道了我。

万事开头难，开始了才有后来，千万不要给自己设限。正是因为我出版了第一本书，才有后面的一系列的书籍出版。我的第二本书是《谁在掌控你的人生》。这是一本心理治疗小说。2009 年本会团体心理咨询研修班在成都召开，其中有一个学员主动提出帮我介绍出版社，然后就介绍了另一家出版社。我的第二本书就是在这家出版社出版的。这本书由真实案例改编。有一个个案，他的情况比较特别，我当时就跟他商量，在我们咨询结束后，要是我治好了他，他走出来了，情况好转了，我们就一起把这个故事写成一部小说。他每一次咨询结束后要记录自己的感受与体会，与我分享，我记录这个过程。他当时同意了。但是到后来咨询结束了，他考虑过后还是决定不参与其中，不与我一起写这本书了。但是他愿意授权我写这本书。我就按照这个案例的思路写了我的第二本书——《谁在掌控你的人生》。这本书包含了我的一些心理学思想、心理学理念以及心理咨询策略。

我的第一本书是 2008 年出版的，当时因为自己做一些团体心理咨询的实践活动，很多学员会在团体工作坊里问我一些问题，“什么样的团体心理咨询书籍对我的团体工作有帮助？”“你什么时候把你的团体经验整理成为一本书分享给我们？”当时心理咨询在中国慢慢发展起来，团体心理咨询也被越来越多的人认识与接受，也有更多的人想加入团体导师的队伍中来。但他们都会遇见一个相同的问题，要成为一个优秀的团体导师，需要有相关的团体书籍来参考与学习，但当时的现状是团体心理咨询类的书籍很少，适合中国本土应用的团体书籍就更少了，这些少有的团体书籍大多是在描述一些理论，理论脱离实际，没有实际案例，真正实践类的书籍凤毛麟角。基于这样的一个情况，我决定将自己这些年的团体心理咨询实践整理出来写成一本书，分享给更多的在从事团体心理咨询工作的朋友们。

《本会团体心理咨询与实践》这本书主要分为五大部分，共有 10 章。第一部分主要介绍了团体心理咨询的现状以及作者对团体心理咨询的态度、见解与感悟；第二部分主要介绍了作为一名团体心理咨询师所具备的伦理观、引导能力、具体技术的操作与技术的创作和运用；第三部分主要介绍了团体心理咨询在各种领域的应用和具体的目标；第四部分主要介绍了团体中容易出现的问题和常见的现象，并提出 3 种不同类型的团体带领的主导形式；第五部分主要介绍了一些在本土心理咨询和辅导中很独特的个人尝试。

团体心理咨询是在团体的情境下，借助团体的力量和各种心理辅导技术使团体成员自知并且自助，达到消除症状，改善、适应、建立健康人格的目的。我在团体心理咨询的实践中在运用国外既已成熟的理论与技术的同时，也在实践中不断地修改、完善与创新，希望融入更多的适合中国本土化团体心理咨询的内容与方法。

本会团体的理念之一是每个人本来就拥有一些本能，而这些本能在个人的成长过程中因为一些因素而失去了，这些因素就是和人互动的结果。本会团体就是让人们在团体中重新获得这些本能的过程。一些我们本来就有的能力在社会人际关系中逐渐失去了，我们可以通过团体再次获得。荣格曾认为："人的心灵意识进化是一个继承与进步的过程，继承祖先的潜在意识通常处于朦胧状态，只是受到外界物的刺激才表现出来。"作为一个人，我们本身是存在某些东西的，但是在社会化的过程中，我们慢慢丢失了这些东西。受到自己身边环境的影响，本土文化的熏陶，我们的观念也有差别。当我们在团体中与他人进行沟通交流时会发现自己的相处模式。

“成为一个人”是罗杰斯人本主义的核心思想。它是人们始终都在寻找隐藏在表面行为下的真正的自己，并努力成为真正的自己的过程。

我的第一本书是将自己在中国本土开展咨询实践中的经验、体会与方法进行概括与总结，书中的内容是我在本土开展团体咨询中积累并在实践检验中得以完善的观点。

此时此刻写下来

很多人都会跟我说："韦老师，我真的不知道要写些什么？我不会写。"我们很多人都会有这样的感觉，觉得自己既没什么东西可写的，也不会写。

对于这个问题，我的答案是你能做的就是把此时此刻写下来。比如，此时此刻头脑中迸发出一丝想法，不要放过它，一定要立即记下来。你可以采取语音或者文字等多种方式，时间不允许的话也可以只记录大概，等自己有时间再进行整理。多记录自己的想法，慢慢地自己的思路就会越来越清晰。我就是运用这样的方式一点一点地记录的，从最初写 300 字都困难到现在出书，我就是将此时此刻写下来，一步一步地积累，不断地去写，最后写出属于自己的书。

当我的头脑中出现一个灵感，我会立即用备忘录写下来，这是我的一个习惯。当你这样尝试的时候你会发现有不一样的世界。你的一些灵感、想法是转瞬即逝的，如果你不记录下来，时间一长就会忘记。一时的灵感迸发出来，当下的感受是一瞬间的，一旦过去可能就再也找不回来了。太多时候我们在当下的那个时间节点，所有的感受与体会都是非常珍贵的，错过了可能就永远错过了。

当我准备写《生命中的贵人》这本书的时候，心里涌动出一种感激之情。回想自己这些年在心理学道路上获得了许多人给予我的帮助，我就有感而发，对自己生命中重要的贵人进行感谢。如果当时没有写的话，到后面也不会写了。这个就是此时此刻、那一刻想要做的事，自己就去做了。今天回过头来想一想，很多事就是这样，人生当中的很多体验与决定都是当下有了，过后就再也没有了。我把它隐喻成“过了这个村就没这个店”。如果当时没有做，现在也不会做了。所以我们遇到什么事，想做就去做。不要等到以后，等着等着就等没了。很多人会说以后把自己的事情写下来，等到后来就不会再写了。

从前，有一个老太太去世了，她的先生收拾她的遗物，发现了一条特别漂亮的围巾，是他们一次出去旅游的时候买的。这条围巾价格昂贵，很精美，老太太就想着要等到以后在特别的节日戴。还没有等到那一天，老太太就去世了。那条围巾一直放在那里，从来没有戴过。她的先生特别感慨，人生中的每一天都是特别的，都特别珍贵，要认真对待。想去的地方就去，想见的人就去见，想用的东西就用，不要总是想等到明天。谁也不知道明天会发生什么，要珍惜当下。

每一个当下都有新的体验，抓住每一个当下，过好每一天，把每一个体验抓住，认真将其记录下来，你就是自己生活的记录者。我们需要将当下的生活进行记录，不然时间一长都忘记了。

此时我能做到的事情，绝不推到下一刻。此地我能做到的事情，绝不换另外一个境地再做。这就是我的态度。我们要及时记录，及时反思总结才能不断实现自己的跃进。回过头看看，总结自己经历了一些什么，有什么收获和感想。

我们总以为人生很长，然而时间过得很快，有些东西转瞬即逝。如果不记录，之后就不会记得。利用此时此刻，将内心的感想记录下来不失为一件美事。

人的记忆是不断遗忘的。大家想必都听过“艾宾浩斯遗忘曲线”吧。遗忘的速度是先快后慢的，也就是说你记忆了一段材料，如果不加以巩固，这段材料的内容在你的记忆中会慢慢消失，最后我们能记住的内容是很少的。短期记忆转为长期记忆，记忆的内容需要重复，不然大脑以为是不重要的内容就给遗忘了。就像我们看一部电影，刚看完你可以跟朋友讲这部电影的很多细节内容，但是时间一长别人再问你上次看的电影你就不一定能记得电影的内容了。我们想要记住自己所看到的内容就需要记录。就说看书这件事情，当你拿到一本书，你想从书中获得什么呢？你想记住书中的多少内容呢？如果问你，你还记得最近看的一本书是什么书，书中讲了什么内容，你印象深刻的一句话是什么，这些你能回答出来多少呢？我们都希望自己能记住书中的内容，但是时间一长我们都会忘记。如果我们想要记住书中的更多内容，我们就需要记录了。我们要借助一定的工具把这些东西保存下来，比如笔记本、手机备忘录等。

很多人没有养成这样的习惯，不会记录自己的灵感，自己的所思所想也不会想着保存下来。思考让人如同置身于迷雾之中，此时此刻的新想法，下一秒可能就烟消云散了。如果不好好地做记录，恐怕就再也想不起来曾经闪现的新点子了。但是如果你把这些新点子记录下来，保存下来，就等于把迷雾装进塑料袋紧紧扎好，将这些新的想法打包后再过多久都不会轻易遗忘。由于大脑的某种机制，人类无法长期记住他所接触的所有信息。接触的信息会被暂存在大脑中一个叫海马体的地方。海马体的暂存期限是 1 ~ 2 周。在这期间，记忆的信息被使用 2 ~ 3 次，就会被大脑贴上重要的标签，这些信息就会被转入大脑记忆的金库——颞叶位置。信息到达颞叶，就会形成难以忘却的记忆，在大脑中长期保存下来。

俗话说：好记性不如烂笔头。可见记录的重要性。随着社会的发展，大家的记录方式也发生了一些改变。以前的大多数人是用笔将自己的生活感想记录在本子上，但是随着智能手机的发展，大家现在更习惯于将一些想法记录在手机上。个人的习惯不同，但是目的是一样的。我们都是为了将自己的感想记录下来，而不是让头脑中的想法转瞬即逝，消失不见。也许有人会想记录下来有什么用呢？日子过去了，一去不复返啊，但记录下来的内容可能会对我们以后的选择产生影响，会有想不到的结果。

记录的本质是输入，记录的目的是加深日后对输入内容的理解，以及日后对这些内容的融会贯通。很多人说没有记录就没有生活。记录就是对生活的一种再反思。

记录就像我们整理衣服一样，本来一堆杂乱的衣服放在那里，有的搅拌在一起，如果不整理就一直放在那里。放久了，有时候自己都忘了有什么衣服了，也不记得自己放在哪个位置了。我们要找一件衣服就要翻箱倒柜，有时候还不一定能找到，这既浪费了时间，也消耗了精力。通过整理，我们知道自己有哪些衣服，可以进行归类，把上衣、裤子、袜子等分门别类地进行收纳，日后查找起来也更方便。我们的记录也是为了将自己头脑中的东西进行分门别类，在头脑中查找更便捷，提高自己的效率。

我们是否愿意给自己一个机会，记录自己的当下，记录自己的生活呢？很多人估计经常会有这样的感觉，时间过得越来越快了！跟老年人聊天，他们经常会说 10 年一眨眼就过去了。他们会说一些陈年旧事，好像那些事情就发生在昨天。人们工作后感觉一年很快就过去了，经常感慨时间怎么过得如此之快。为什么年龄越大越有这样的感觉呢?如果用记忆增量理论来解释，我们成年后的工作和生活都是在简单地重复，大脑中的总数据并没有像儿时那样处于迅猛增长的阶段。我们大脑现在处理的信息可以用自己几年前存好的搜索引擎来进行处理，驾轻就熟。总的信息量没有怎么增加，我们主观感觉自己体验的新东西越来越少。而体验是增加主观时间重要的一部分。通过走出舒适区，跳出熟悉感，慢慢地你的主观时间会增长。

在我们的记忆中，越近的时间流逝得越快。我们主观上对时间的感觉也一样。儿时我们感觉一个假期时间仿佛还很漫长，但是成年后我们会觉得一个假期还没有怎么过就悄悄溜走了。我们对“现在”的感觉随着年龄的增长也慢慢加速。1890 年，心理学家曾经让年轻人和老人做出对时间的比喻。年轻人大多数的比喻是“平静无波的大海”，类似于现在的岁月静好。老人大多数的比喻是“快速飞奔的火车”。从年轻人与老年人对时间的比喻可以看出他们主观上对于时间的感受性。法国的哲学家保罗·珍妮特在 1897 年提出了人类对时间流逝的心理感受速度理论。他的理论提出，1 年的时间在人的记忆中所占的比重是不一样的。比如当你 1 岁的时候，1 年的时间就是你生命的全部。当你 50 岁的时候，1 年的时间只是你生命中的 2%。随着年龄的增长，你的生命越长，1 年的时间在你的记忆中所占的比重越小。

很多人说时间过得很快，如白驹过隙。不记录的时光就这样悄然溜走。对于生活，我们需要记录。我们是如何与时间发生关系，如何记录自己与时间相处的过往，这就是我们的生活。在这个不断变化的世界，我们与时间联结，与生活相处。

生命中的贵人

在 2013 年 9 月的某个晚上，我内心突然涌动，想起了很多人。自己在心理学的这条路上遇见那么多人，做心理学这么多年不是那么容易却也很顺利，内心深有感触。这一路上，我得到过许许多多人的帮助与指导。这时候从记忆中挑出来一些人，与家人们分享了我与他们的故事，讲起了 ×××、××× 对我的影响，越说越发现这些人的好，并发现这些影响是至关重要的。他们当中有我的老师、我的学生，以及在某个阶段给我关键指引的人。于是，我产生了一个想法，我是不是应该要去做一个表达，把我和这些人的故事尽情表达出来?

感恩是生命从内在激发出来的一种本能，这不是别人的要求，这只是我当下的一种体验。有些感觉一旦来了如果不去抓住它，你需要表达你却没有做的时候，这些感觉就已经过去了。我想要抓住这次的机会做一次表达。于是当时我就把对我生命有影响的人做了一次梳理。我开始罗列他们的名字，在纸上写了 150 多个。但是人的影响有深有浅，感觉也会不同。我最后挑选出了 36 个人作为我生命中的贵人。确定完这 36 个人之后，我决定要安排时间到某个地方进行创作。以前想去云南一直没有机会，这一次我就借着这个机会买了去云南腾冲的机票。当时跟我一起的还有研究生班学员刘立新。我们在云南找了个地方住了下来，然后对着录音笔说出我与这 36 个人的故事。用了近一个星期的时间，我把这些讲述出来，然后交给速录公司，他们把文字记下来，我进行校对整理。《生命中的贵人》这本书就是这样写出来的。这是我的第一次感恩的表达。

人人都有善良、感恩之心。人心向善。你在某一刹那也会感恩别人，关键就在于你有没有行动。我写《生命中的贵人》这本书其实就是一种拜访，拜访了我生命中最重要的36个人，所以书名叫《生命中的贵人：一个心理学家的36封感恩拜访信》。这是一般的人都可以做到的。每个人生命中都会遇见一些对自己影响很大的人，这些人让我们的生命更丰富，让我们更好。我们得到过他们的帮助、指导，他们对我们影响深远，这些人都是我们生命中的贵人。我们的内心对他们有感恩之情，通过写信这种方式表达我们的感激，并且向自己生命中的贵人进行感恩拜访，亲自把这封信读给那个人听，让他了解我们的内心感受。感恩的力量是无与伦比的。在感恩拜访中，写信只是一种表达的方式，你也可以通过其他的方法来表达自己的感恩之情。如果是一名画家，可以把自己生命中的贵人变成你的绘画作品；如果是一名作曲家，可以去谱写一首有关"生命中的贵人"的曲子去传唱；如果是一位农民，也可以在田间耕耘的时候做一些有关"生命中的贵人"的表达。每个人都可以做自己的心理学家，自己去向外表达。

在我出版《生命中的贵人》这本书后，网校的很多学员也开始了他们的感恩拜访之旅。他们会梳理出自己生命中的贵人，给他们写信，有条件的还会把信亲自读给他们生命中的贵人听。这是一种表达。在表达中内心就涌现出很多东西。这个时候有股力量在我们心间激荡，让我们的心理不断成长。

在积极心理学里面有个"感恩拜访"的技术，就是向过去曾经帮助过你，你要感激却没有表达给他的人进行一次拜访。这种技术曾经在我的工作坊和临床个案中多次使用。“生命中的贵人”这个技术与积极心理学中的“感恩拜访”有异曲同工之处。我们在成长过程中会遇见很多人，这些人和我们互动，他们和我们之间发生的故事让我们成长为现在这样。按照人本主义的思想，成为一个人的过程不见得都非常完美，所以我们需要回顾，对生命中的贵人进行表达，来感恩拜访。我刚有这个感悟的时候，只是想把它分享出去进行表达，但是在这个过程中我又想把它转化为一个心理学的科普作品，去帮助更多的人。

在我讲完我的生命中的36个贵人的故事后，我的心境发生了变化。这种变化难以言表。在讲完36个故事后的一些感受更加验证了自己过去一些主导的心灵咨询和治疗的理念。你不一定要知道文化仪式性的东西为什么会影响你，也不一定需要知道其中的原理，但是只要是做了，就会有效果。就像我写《幸福干预》，不要说那个技术怎么样，我们不是讲道理，等做完了，你的仪式完成了，你的整个心理的成长就完成了。

这些也给了我一些启示。如果我没有说出这36个人的故事，我之后就不会再做了，这个表达就是我当时的一种需求。我借助这样的方式把我内心的情绪情感表达出来了。在梳理自己与这36位生命中的贵人的故事中我不经意地修复了自己人际关系的盲区，也在不自觉地改善着我自己。这些人对我产生了很大影响，成就了现在的我。你遇见谁，就会成为谁。在与我的生命中的贵人互动中，我做人做事的能力不断得到提高。

一个人在什么时候会生出感恩之情呢？首先，人有感恩的能力。这种能力是天生的，不是别人给的。人性中有真善美，有爱的能力。

孔子主张“性本善”，人的本性是善良的，人的内心有感恩之情。感恩是一种生活态度，我们要善于发现生活中的感动并且享受这种感动的思想境界。人的感恩能力是可以提高的。

大家想一想，在你的生命路程中，你的生命中的贵人是谁呢？他对你产生了什么样的影响？大家也可以做这样的练习。闭上你的眼睛，想出一个依然健在的人，他多年前的言行曾让你的人生变得更加美好。你从来没有充分地感谢过他，但是下个星期你会去见他，你想到谁了吗？

如果想到谁了，那现在有一个任务，就是你要给这个人写一封感恩信。这封信的内容要具体。在信里面，你要明确地回顾他为你做过的事情，以及这件事如何影响到你的人生。让他知道你的现状，并提到你是如何经常想到他的言行的。写完这封信要打电话给这个人，告诉他你想要拜访他，但是不要告诉他这次见面的目的。让一切在意料之外，这个练习效果会更好。见到他后，慢慢地读你的信，并注意他和你自己的反应。在你读完信之后，你可以和他一起讨论信里面的内容，并且交流彼此之间的感受。

之前遇见一些人，他们问我：“韦老师，你觉得人与人之间存不存在命里的合拍？”其实，我更愿意相信命运是选择的结果。当你选择某些人，某些人选择了你，你们互相选择走到一起的时候，其实这个时候结果已经产生了。如果你不越过这些人，你就不会遇见下一批人。人生中遇见这些人是你的必经之路，这些贵人要是相反的，带双引号的，他可能会伤害你，但是你没有走过他还是会再遇见他。如果你遇见后真的走过了，超越了，你就会遇见其他的人。你所遇见的人，与你是否合拍，取决于你用何种行为和态度来对待他们，以及对待外面的世界。

“生命中的贵人”是一个系列，它是假定所有在你生命旅途中遇到的他人，对你都造成了积极影响，而这种积极影响一旦被提取，呈现出来，再进行强化，重新生态地加工，就会使你接下来的人际关系得到优化，有助于提升积极人际关系，提升积极能力。

“生命中的贵人”有感恩三部曲：感恩拜访、感恩求助、感恩帮助。感恩拜访是由于我们内心涌生出的感激之情，我们有感恩的能力，意识到自己的这样一种情感，然后去采取行动。我们去感恩别人不是别人需要我们去感恩，而是我们自己需要。通过向外，对外部世界的感恩，我们的内心会发生变化。感恩求助不同于感恩拜访，是你开始行动，通过一种特殊的、不伤害别人自尊、尊重别人，并且提升别人自尊的行为，来让他人因为你的感恩受益。当他人需要我们的时候，我们根据别人的需要来满足他们，以适宜的方式来帮助他们，尊重他们，理解他们，感恩他们，而不是以一种高高在上的姿态俯视他人，伤害他人自尊。感恩帮助就是通过冥想的形式，想象自己帮助别人时，别人会有什么样的反应。你会有什么样的心情。把你最想帮助的人，写在纸上，并写清楚你打算怎么帮他。之后通过思想转化，把你的行为付诸实践。这种艺术性的表达对无形中促成我们的感恩行动是有巨大作用的。

感恩是积极心理学研究的核心概念之一。它是一种情感体验。它具有情感特质、心境与情绪三种层次水平与状态。人们在感恩中，拥有积极人格，具有积极认知，产生积极情绪，体验积极情感，做出积极行为，维持积极关系。感恩三部曲这个技术，其实是一个表达善良的技术。

罗曼·罗兰曾经说过，灵魂最美的太阳是善良。善良来自成长的过程，心灵深处蕴藏的真诚，智慧来自一种博大，来自追求正确人生道路的一颗心。善良是一种美好的人格，善良是积极的品质，表达善良就是积极的行动。在表达善良中，产生积极的情绪。

感恩三部曲的第一个层面是我的需要，是我需要向别人表达，表达完了我就舒服了。第二个层面是别人需要我，我要用让别人舒服的方式去满足别人的需要，这个境界又不同了。第三个层面是我想要帮助别人。

用自己的风格

在我办网校的过程中，很多人问我："韦老师，你有自己独特的风格，有自己的个性，你是怎么样形成自己的风格的啊？"

就拿写作来说，我是喜欢"讲写"的方式。我喜欢讲课，用讲课的方式去把自己心里想的东西讲出来，然后把语音转化为文字，之后再对文字进行修改。这是我所使用的一种方式。这给大家提供了一种路径，大家可以思考什么样的方式比较适合自己。每个人都有自己的写作风格，你可以用自己的比较擅长的方式来进行。我擅长讲，我就把讲与写的方式相结合叫"讲写"。有的人喜欢默写，有的人喜欢对着讯飞语记讲，然后自己进行修改。每个人的习惯不同，一定要找到符合自己的方式。用自己的风格去写一些文字做心理学科普，做个人心情的表达和成长。时间一长，你就会慢慢知道你的方式，也就慢慢形成自己的风格。

除了你自己擅长的写法，你也可以尝试一些其他的方式。像我的话，我会写一些不一样的东西，我也会结合着自己的研究去写。《向〈西游记〉取育儿经》和《向〈西游记〉取心灵成长经》这两本书都是解读经典，这就属于一种心理类的文学研究。我把它写成书，我们可以采取多元的方式来写。

比如我的话，我在网校上课，课程转为文字修改后就可以出版书籍。有些值得研究的内容还可以继续研究，把一些研究成果发在期刊上。比如《幸福干预》那本书，有26篇文章，其中十几篇关于心理技术与应用的发在一些相应的期刊上。

每个人都有自己成长的轨迹，有自己的人生发展经历。每个人的风格也不一样。时代在变化，我们自身也在不断地更新迭代。每个人的风格都带有自身的印记。这是个讲究个性的时代，找到自己的优势与个性是非常重要的。那么你要怎么样找到自己的风格呢？这需要你不断地去尝试，在尝试中寻找到最符合你自己的风格。

在我上课过程中，有人问我说，你的语言表达风格是怎么形成的？这源自我有一个好的母亲。她擅长指桑骂槐。母亲的那些挖苦、讽刺、指桑骂槐的拿手好戏被我的道德和学问修养加以干预、阻止和转换，变成了隐喻和象征。这成就了一部分的我。我的语言风格受到母亲很大影响。在母亲的影响下我的语言风格就这样形成了。

就拿写作这件事来说。我原本是个写300字都困难的人，但是我现在都出版了十几本书了。这是因为什么呢？源自我坚持不懈地写。也许一开始自己真觉得自己写得不好，但是我没有放弃，我还在写，想到什么就写什么。我并不会因为自己一开始写得不好就放弃了，不再写作了。我的写作风格与跟伍尔夫的意识流写作手法形同。

意识流的概念最初是由美国心理学家詹姆斯提出的。他认为人的意识活动不是由各部分互不相关的零散方法组成，而是一种流。它是以一种主观生活之流、思想流、意识流的方法所进行的。同时他认为人的意识是由理性的、自觉的意识与非理性、非逻辑的潜意识所构成，他还认为人们过去的意识会浮现出来与现在的意识交织在一起，这会重新组织人的时间感，形成一种在主观感觉中具有直接现实性的时间感。意识流的写作是没有统一公认的标准的。它不像曾经的写作方法按照故事发生的前后顺序或者情节之间的逻辑顺序来进行结构，而是按照自己的意识活动、大脑的自由联想来组织故事。

意识流的写作手法主要是想到什么就写什么。坚持去写作输出，随着自己大脑的转动，把自己内心的想法变成文字，成为一种永恒的记忆和绘本。蓦然回首，再看看自己曾经写过的东西也是一种极美好的回忆。

在写作前期，我们可能会感觉自己写得好差啊，写不下去，这个时候千万别说不写了。不要那么在意自己写得好还是不好，坚持记录自己内心的真实想法，写自己内心有感触的内容，时间久了你就会形成自己的写作风格，能够把自己的所思所想所感、所作所为所付出的东西变成自己能理解的文字形式，用文字来表达自己。

每个人的大脑都有一套算法，这是在人们的生长环境与自主意识的共同作用下进化而来。我们的语言风格受成长环境的影响，每个人都会形成自己的风格。著名作家安·兰德说过："你买不来别人的灵魂，你也买不来他的风格。"风格带上了你的烙印，这是个人在时代背景下，外界环境的影响下，在自己的努力下形成的结果。

李白，唐代著名浪漫主义诗人，被后人誉为"诗仙"。他的诗歌创作充满着想象，豪迈奔放，清新飘逸，意境奇妙，浪漫主义。李白写诗风格的形成受到各方面的影响。他的家庭出身、地域文化的影响，盛唐思想的影响，游历山川以及政治抱负难以实现等经历让李白形成了这样的风格。我们在读到他的诗时能感受到他的浪漫主义色彩。这是独属于他的风格。每个人的风格形成都会受到各方面的影响。他的诗中讴歌祖国山河和美丽的自然风光，风格雄奇奔放，俊逸清新，富有浪漫主义色彩，达到了思想与艺术的完美统一。他的诗主要是描写山水和抒发自己内心真实的情感。他富于表现力的主观抒情色彩十分浓烈，感情的表达具有一种排山倒海、一泻千里的气势。李白将想象、夸张、比喻、拟人等手法综合运用，创造出魅力动人的意境。他的诗具有“笔落惊风雨，诗成泣鬼神”的艺术魅力，这是他诗歌中最鲜明的艺术特色。

处于不同时代的人们都会形成自己的风格，不同的职业也会形成不同的风格。比如我是一名心理学工作者，我会更多地从心理学视角来看待一件事情。不同职业长期形成的思维方式也不一样，对于同一件事情，不同的人会从不同的视角来进行解读，风格不同，大家的看法也会不一样。

对于画家来说，形成自己的艺术风格是自己的追求。这种追求是自己一辈子的事情。这过程中是有一定冒险性的。傅雷说过“艺术是目的，技巧是手段”。人们一直在追求内心的那种艺术，是自己在艺术创作和艺术欣赏中的审美追求。这种艺术风格是画家的基本思想和作品特征的综合体现。这包含着画家自己独特的个性。就像作家一样，人们有自己独特的写作风格，歌手有自己独特的嗓音。当你们看一篇文章或者听一首歌时，就知道文章是谁写的、歌是谁唱的。这就是作家与歌手独特的风格，很有辨识度。画家的作品也一样，这些都是由画家的生活经验、思想性情、技巧磨炼、文化修养、美学趣味等因素决定的。吸取前人的创作经验并且凸显自己的艺术个性是画家应有的艺术追求。一幅作品中包含着作者的生活感受，同时也显露出社会环境特征以及时代风尚。那些优秀的艺术作品拥有作者一定的生活积累以及时代艺术观念。那些特色鲜明的作品中蕴藏着作者对于现实生活独到的见解和深刻的感受。没有匠心独运的艺术构思和表现手法，作品的形象会显得很单调、片面，内涵会比较肤浅、无聊。作品彼此雷同，毫无新意，人云亦云，没有什么个性而言。没有个性的作品也不会在这个世界留下来，拥有自己的个性和思想的文字才会存留在世。

在风格的形成上，我们需要独辟蹊径，在模仿总结的基础上形成自己独特的个性。画家的艺术风格是画家“性情所铄，陶染所凝”的表征。其作品就会烙上画家独特的审美印迹以及画家的情感色彩。书法家也是在不断模仿的基础上不断发展出自己的风格，比如王羲之。

很多人羡慕他人的风格，在不同的领域中，我们都会有自己想要学习的榜样，想要成为的样子。在自己所在的领域了解自己的特长，在自己擅长的领域驰骋想象，慢慢地形成自己的独特风格。生活本身就是一幅充满诗情画意的作品。画家石鲁曾说：“画者观神生活如赏画，才能使观画者如赏生活。画者观物当百看不厌，方使人观画一见钟情。”优秀的作品需要独特的艺术创造，以区别于他人。

个人有个人的风格，文章有文章的风格，这就好比歌手的音色，一个人明显区别于他人，是因为歌手自己独特的嗓音所具有的辨识度。自身独特风格的形成不是一蹴而就的，它是一个逐渐积累、不断深入的过程。在这个过程中需要不断打磨、不断找到自己的优势。

软文多写，硬广告少打

写文章是一个自己思考的过程，用文字来表达自己的所思所想。目前很多人说看完一篇文章后自己什么都没记住，也就更谈不上思考了。多写对于自己的意义不言而喻，但是很多人还是不愿意去行动，不愿意去写文章。我之前也是写 300 字都费劲的人，但是我一直在坚持写。

对于写的热爱，让我一直在这条路上行走着。我一直在坚持发论文，写书，做研究。因为写，我在外面的知名度越来越高，我的网站有越来越多人浏览，我的文章有越来越多的人会去看。我一直在坚持，坚持自己的路，不管外面的人怎么说，我都一直在前进。

但是很多人在这个过程中把自己给丢了。他看不到成效就放弃了，他觉得这样太辛苦了，自己也不会得到成长。他们做了就想看到成果。当前的很多咨询师就没有形成要多写的意识，他们除了平时咨询时记录下个案的情况，其他时候就不会再写了。

目前很多心理咨询师就是想多做个案。在外面参加工作坊，学习很多心理咨询技术与方法，但是在写这方面不愿意下什么功夫。有些人意识到写很重要，但是自己不知道怎么去写，要去写什么。我认为，在写这一块我们可以从三方面下手：第一个方面就是写一些自己过往的生活中的经历以及自己的感受感悟；第二个方面就是写一些心理学科普文章；第三个方面就是写一些心理学论文。这些都是你可以写的方面。我们想要提高自己的感悟能力，就要多写作，将自己的所思所想写下来。

很多人在一开始写作的时候会觉得非常难，难以投入进去，但是对于那些喜欢写作的人来说，他们是享受的，精神上是愉悦的。可能有时候也会出现写不出来的情况，但是他们对自己所做的事情是投入的。人们在积极情绪下会全神贯注地投入那些令人沉浸其中的活动。如果人们在写作中找到自己的乐趣，也就不会觉得这是件非常难的事情，人们会觉得这是非常开心的事情。在做事情的过程中，有一种投入感，即使面临着困难还是一直坚持去做这件事情，在做这件事情的过程中就能找到一种意义与价值感。

但是很多人在写作中只是感觉到痛苦，并没有感受到自己写作的那种乐趣，更别说沉浸其中了。他找不到自己的那种参与感，到最后他也就不想去写了。这就是大多数人写作的状况。

之前在学校里面学习，语文课堂上要写作文，那是必须要写的，不想写也还是要完成的，老师是有硬性要求的。在这种情况下，外部的动力因素驱动着人们去行动。一旦外部因素消失，学生毕业了，他们也就不会再去写文章了，因为他们身上没有了外部驱动力。这也是为什么现在很多人工作后就不再写东西了。没有外力的驱动，又缺乏内在的力量，所以人们写得越来越少。

近几年来，公众号火爆，很多人都开起了自己的公众号。但是很多人没有坚持写下来，只有三分钟热度，写着写着就不写了。时间的投入本身就是一种壁垒，目前很多人追求速成，不能静下心来进行积累。写文章是需要投入时间与精力的，需要持续不断地写下去。一时兴起是不行的，这样是坚持不下去的。人们羡慕那些公众大号，但是自己又做不到像别人那样坚持。

有些人会在公众号发广告，广告有软文广告和硬广告之分。软文是针对硬性广告而言的，它是由市场推广人员、文案策划人员和网站的编辑等来负责撰写的文字广告。与硬广告相比，软广告的独特之处就在于一个“软”字，好似绵里藏针，收而不漏，克敌于无形，等你发现这是一篇广告的时候，你已经掉进了温柔的“软文广告”的陷阱中了。它追求的是春风化雨、润物无声的效果，把产品诉求藏在文章里面。而硬广告是赤裸裸的叫卖，容易引起受众的反感。有些公众号硬邦邦地发广告，很容易让人产生反感心理。在这个信息时代，人们的注意力极其有限，我们以为自己能够控制自己的时间，但是我们的注意力被很多东西抓住了。看到广告消息会让人感觉很不舒服，我们会内生出一种厌恶情绪，这就是硬性广告的弊端。

如果说硬广告是外家的少林功夫，那软文就是以柔克刚的武当拳法，软硬兼施，内外兼修。它不需要语言多么华丽，让人感觉震撼，只是以润物细无声的那种家常话娓娓道来，让人感觉很舒服。

我们说要写软文，硬广告少打。软文要写得好，写得让人家愿意来看你的内容，那你的文章要达到什么样的水平呢？你想让你的文章能给读者带来什么，你能给读者提供什么不一样的思考？目前大家很看重原创，是因为原创越来越难了，大家都不愿意去做深入思考，我们习惯用别人嚼碎的东西。原创体现了作者的思考能力与创作能力，通过文字，作者将自己的所思所想写下来，与自己的读者分享。

现在很多人习惯了从外界获取知识，不喜欢自己去写。他去看别人写的文章，看那些新闻资讯，但是自己不动笔写。有些人看了比较好的文章就去转发，可自己从不创作，这样的人太多了。我们想要自己有所成长就要让自己成为有创造性的人，要多写文章。

当你开始写软文，你就是在锻炼自己的思考能力。每个人都会思考，但是每个人愿意沉下心来进行思考的时间并不多。当你开始写软文，你就会进入思考状态。在思考中，你的专注力会增强。在深度思考中，你的思辨能力也会增强。思考力认知层面的区别让人们有不一样的行动力，当你写软文多了你就会感觉自己像是在跟读者聊天，构建了一个聊天场景。在这个聊天场景里，你可以发表自己的观点，表达自己的情绪，讲述自己的故事。别人看到了就像是在跟自己聊天，会感觉很舒服。如果你的软文写得好，你的朋友会帮你点赞、评论与转发，得到朋友的支持你就会更有信心。这是一种正能量的传递，你会变得更有自信。在写软文的过程中，我们也能获得更多的人脉。在不同的平台发表软文，能找到自己的用户，那些一直支持你的就是你的忠实粉了，这也是你自己独特的一种展示。通过写文章，更多的人会关注到你，了解到你。

这几年知识付费很火，大家都在讲自媒体，打造个人品牌。在移动互联网时代，每个人都想打造个人品牌实现自我的增值，但是大家忽略了一些东西。这是个人人都有机会爆红的时代，但要看你有什么样的才能让大家关注你，记住你。无疑，写作是一个非常好的让大家认识你的方式，这也是这几年写作课程那么火的原因之一。我也是依靠这种方式让大家认识到了我，这么多年我一直在写，出书，发表论文，到处讲课，创办心理学网校，慢慢地大家就认识我了。

现在新媒体行业火爆，软文广告在新媒体营销中占据着举足轻重的位置，好的软文非常注重写作策略和技巧，那什么样的软文受众会喜欢看呢？从广告心理学上讲，人们比较容易接受那些与自己固有观点一致的信息，接受自己感兴趣的信息，而排斥那些与自己固有观点相抵触或者自己不感兴趣的信息。新媒体的软文题材是很多的，从性质上大致可分为资讯类、知识类、搞笑类这三种类型。资讯类的软文主要指关于某一种话题的最新消息，知识类的软文主要指的是关于某一个行业的知识，搞笑类的软文主要指以有趣、轻松的方式来表达生活的片段。很多人借助软文打出自己的品牌，软文广告越来越火，它不像商业广告那样硬，商业味浓厚，软文中没有推销的痕迹，但却无声无息地感染着消费者，让消费者愿意接受这样的信息广告。

软文广告的标题要吸引人。现在的人注意力分散，在面对一篇文章时如果标题不吸引他们，那篇文章他们是不会打开看的。只有你的标题给阅读者耳目一新的感觉，阅读者才会愿意打开文章继续看下去。打开文章后，文章内部的内容要引人入胜，要和阅读者产生情感联结，采用创新的写作手法，在语言组织上要充分考虑如何满足阅读者的好奇心，在情感上让阅读者产生共鸣。在这个过程中读者就会慢慢地成为你的忠实粉丝。

心理资本

幸福的生活

好心容易办坏事

在心理咨询行业，职业伦理非常重要，它等于是心理咨询行业的“宪法”。心理咨询是生命与生命的交流，接触到的都是人内心最柔软的那一面，人性中最隐秘的那部分，所以信任与保密是非常重要的。

专业伦理是约束但不是束缚，既保护了来访者的利益，也保护了咨询师的利益。在心理咨询中，咨询师与来访者的界限要分明。如果界限不清，在咨询中过于大胆而无所顾忌，则可能会损害来访者的利益，如果太过于谨慎又难以建立良好的咨询关系。当你在咨询中知道工作的边界，了解彼此关系的发展方向，到位而不越位，工作就会有比较好的进展。

但是在咨询中总有些咨询师好心办坏事，没有明显清楚的界限，心里是为来访者着想，但这只是站在咨询师的角度而不是站在来访者的角度，给予来访者不需要的建议。虽然想法是好的，但是力气却使错了地方，来访者没有感受到力量，也没有从咨询师这边获得帮助。

心理咨询师在咨询中会遇见很多种情况，有时候会考验到人性。做心理咨询能不断引领着你朝向自己的内心，去思考自己，觉察自己。在心理学界有这样的一种现象：一些学心理学的已经成为教授了，但是自己却很少用心理学来帮助自己，来觉察自身的内心。他会讲心理学的很多知识、理论，在课堂上给学生们讲授心理学，比如什么是认知，什么是归因等。在课堂上他是一位老师，但是在课后生活中他就不会运用心理学，也不会谈到自己。心理学最大的福利就在于这个学科能让你更了解人，你要享受这个职业和这个学科带给你的福利。做心理学的研究、从事这个职业，可以让你成长自己、觉察到自己，并不断反思。比如有一次我去电视台做节目，在那个节目中谈到亲子关系，我就联想到自己的女儿。听着电视台的嘉宾谈论自己的亲子关系，我就发现自己做得还不够，下节目后我立马就发消息给我的女儿，告诉她，爸爸在哪方面做得不够好。女儿看到我的消息就回复了我，从此我们之间的情感联结更多了，关系也更亲密了。

因为心理学，你经常会遇见这样的镜子并联想到自己。你要利用好这样的镜子来成长自己，如果你视而不见，不去反思，不觉察，那就不会有自我的醒悟。这是一种实现自我的责任，对自我成长的帮助。人生的价值与意义之一就在于你对自我的一种觉察，对自我的一种醒悟。

有些咨询师不能很好地把握这样的度，有时候反而越来越偏离这样的目标，好心办坏事。本心是好的，但是结果却适得其反。在刚走上心理咨询这条道路时，新手会遇见很多问题。新手咨询师也会在职业伦理方面感到困惑。他们想帮来访者解决问题，但是如果来访者没有动力改变的话那是不可能去行动的。在这个过程中咨询师有点操之过急，没有注意到来访者的状态，就这样去给来访者建议。本来一片好心，想让来访者看到自己的困境，同时去做出自己的改变，但是结果却不是咨询师想的那样。

在 2008 年汶川地震的时候，很多咨询师奔赴汶川，为当地人提供心理援助，但是在一段时间后，却出现了这样一种言论，灾区人民“防火防盗防心理咨询师”。为什么会出现这样的情况呢？心理咨询师为了灾区人民，去汶川帮助他们，他们为什么要防着呢？灾区人民对心理咨询师的态度为什么会发生这么大的变化？刚发生地震的时候，很多咨询师凭着自己的一腔热血来到灾区，但是发现实际与自己想象的有些区别，很多人就没能坚持下去，很快就离开了灾区。对于灾区人民来说，心理上又要承受一次离开，灾区不缺少专业的心理咨询师，但缺少持续的心理咨询师。如果不能持续下去，不能让受帮助者信任你，就难以建立起良好的援助关系，关系是一切心理辅导的前提。心理咨询师只来一下就走了，关系都没有建立起来，更不用说心理援助了，结果只是又一次的伤害。心理咨询师本怀一颗好心，作为一名志愿者来到灾区，但是做的事情却大大地伤害了人们。

之前有个猎人上山打猎，发现一对老鹰正在追逐一只幼鹰。幼鹰被啄得遍体鳞伤，嗷嗷惊叫。这对老鹰是幼鹰的爸爸妈妈，为什么它们要追逐幼鹰，对幼鹰这么残忍呢？它们想让幼鹰展翅飞翔，如果幼鹰现在不经历这些，将来是难以生存的，所以它们忍痛对幼鹰这样做。猎人看到后非常生气，心想哪有父母会这样做？他不知道父母的良苦用心，就开枪打死了老鹰。他把幼鹰带回家养好伤，然后再放回大自然，但是这只幼鹰因为不能展翅飞翔而活活饿死了。老鹰追逐幼鹰，看似残忍，实际上是为了幼鹰的成长。猎人好心救了幼鹰，但是却破坏了自然生态，间接害死了幼鹰。人们有时候是好心，但结果有时候往往适得其反。

在现实生活中也会发生很多这样的现象。家长、老师对孩子产生很大的期待，但是有时候用的方式不是很恰当，反而对孩子产生负面的影响。人们受到主客观条件的影响，“好心办坏事”的情况不少，产生很多危害。在学校，老师为了学生的成绩，对学生的要求很高，有时候会使用不恰当的言语，如“你脑子长哪去了？这么简单的题目不会做”“你要不要写作业？不写作业滚出教室”，等等。老师这样的言语，很容易激起学生的逆反心理，挫伤孩子的自尊心。在家里，父母的不当言行也会让孩子体验到不舒服的感觉，影响孩子的学习与生活。本来是想让孩子朝着好的方向发展，但是方式不对，反而让父母与孩子的关系越来越远。有时候父母的“好心”和过分的溺爱反而成了“坏事”。

孟子言：“仁，人心也。”好心是一种积极向善的思想情绪，是一种充满正能量的精神力量。但是好心也要看方式是否符合别人的心意，有时候你好心帮忙，别人不领情，最后还落不得一句好话。有时候我们就会很困惑：为什么我们是好心，但是最后却事与愿违办成了坏事？对方不但不领情，还责怪，这是出现了什么差错？我们怎样才可以好心办好事？

在现代社会上，我们有很多角色。主要分为两部分，一个是自然角色，一个是社会角色。作为自然角色，我们想做什么就做什么。按照自己真实的想法来，凡事由自己来决定，不受约束。作为社会角色，我们身处其中，会受到各种制约，这样就容易出现好心办坏事的现象。明明我们是为了对方好，为了对方付出很多，但最后没有得到对方的感谢，甚至还把关系弄僵了。我们的“好心”是好在“内心”，而没有好在“结果”与“过程”，最终事与愿违。我们站在自己的角度认为这是对他好的，却没有站在他人的立场看问题，把自己的个人意志强加在别人身上。

毛泽东《在延安文艺座谈会上的讲话》中以医生治病为喻强调了效果的重要性。他说："一个人做事只凭动机，不问效果，等于一个医生只顾开药方，病人吃死他也是不管的。"这就像人们好心没办成好事，当事情的结果与我们的出发点不一致的时候，我们的"好心"就变得不是好心了。

精神分析学家弗洛伊德将人格分为三大系统，分别为本我、自我、超我。当这三者和谐统一的时候，人比较稳定。当这三者出现矛盾冲突，就会出现失调状态。本我是最原始的自我，包含生存所需的基本欲望、冲动与生命力。本我是一切心理能量之源，遵循快乐原则，不理会社会道德、外在的行为规范。它唯一的要求就是获得快乐，避免痛苦。它是无意识的，不被个体所觉察，为人类活动提供能量和驱动力。

自我位于本我与超我之间，是自己可意识到的执行思考、感觉、判断或记忆的部分。它的机能是寻求本我冲动得到满足，同时保护整个机体不受伤害。它代表理智，遵循现实原则。超我是人格结构中代表理想的部分。它是个体在成长过程中通过内化道德规范，内化社会与文化环境的价值观念而形成。它遵循道德原则，由人的道德与理想所构成。以上三者构成了个体完整的人格体系。人的一切心理活动都可以从它们之间的联系中得到合理的解释。本我是永远存在的，超我与自我几乎是永久对立的，为了缓解超我与自我的矛盾，需要自我在其中进行调节。对于自我与本我的关系，弗洛伊德的比喻是：本我是马，自我是马车夫，马车夫要给马指引方向。自我要驾驭本我，但本我的"马"可能不会听话，二者就会僵持不下，直到一方屈服于另一方。如果个人承受的来自自我、超我与外界压力过大的时候产生焦虑，自我就会启动自我防御机制。

每个人都有自我，按照自己的想法去做事，遵从自己的内心。当我们决定要做一件“好事”的时候，不仅要有一颗好心，从一个好的出发点开始，同时还需要换位思考，站在对方的“本我”角度去看看他的需要，思考他内心的真实需求。切勿主观臆测，造成好心办坏事的结果。

咨询中的平等关系

心理咨询是需要心理帮助的人与能够给予心理帮助的人之间形成的一种独特的关系。心理咨询关系是心理咨询师与来访者之间的关系。良好的咨询关系是开展心理咨询的先决条件。只有拥有良好的咨询关系，咨询才能进行下去。良好的咨询关系也是达到好的咨询效果的条件。当咨询师与来访者达到和谐稳定的人际关系，咨询就能更顺利地进行下去。来访者信任咨询师，才能畅所欲言，才能采纳咨询师的意见。温暖、舒适与安全的咨询关系让来访者放下防御，坦诚地去面对自己的内心，跟咨询师探讨心理问题。

在咨询中，咨询关系是一个平等的关系。咨询师与来访者的关系是多种关系的综合。心理咨询关系是拥有了多种元素的一种特殊关系。它有点像朋友关系，互相尊重；有点像亲人关系，彼此支持信任；有点像师生关系，引导启发教育；又有点像合作关系，彼此遵守契约，完成自己分内应承担的责任与义务。心理咨询关系平等方面体现的是人性的平等，生命的平等，但是在某种方面又是不平等的。比如在咨询过程中，一位女性来访者对男咨询师产生了情感，来访者不知道这是在特殊背景下所产生的情感。还以为这是真实的爱情，其实这是来访者产生的一种错觉。咨询师知道这并不是真实的情感，双方在这种关系下是不对等的。这个来访者是来到咨询室才有的这样的感觉，是咨询关系让她产生的这样的感觉。如果不是两者处于咨询关系中，来访者不会有这样的感觉。这种咨询关系让来访者出现一些特殊的心理人格的表现。

当来访者想获得一些东西的时候她会以某种方法来达到她的目的。她想得到特别对待，她就想我要怎么做可以实现这样的示好，好让自己可以达到掌控咨询关系的目的。具体怎样做主要取决于来访者的人格特质、行事风格等。正所谓“鱼有鱼路，虾有虾路”。凡是生物都有自己的求生之道与自得之门，每个人都有自己的行为风格与行为方式。比如找人帮忙时，有的人会送礼；有的人选择精神贿赂，在身边说好听的话，让你精神愉悦；有的人就选择请你吃饭喝酒；有的人会选择帮你办事。每个人选择不同的方式来达到自己的目的。对于女性来说，有时候会利用自身的一些优势，比如身体，来达到自己想要的目的，实现控制。

还有一些来访者在咨询前不知道自己所讲的内容可能会涉及很隐私的内容，咨询师也没有做好足够的准备。有时候在咨询中咨询师发现来访者要讲述一些自己所经历的事情，他自己从来没有对别人说过的，有可能是他感觉羞耻与无法面对的一件事。咨询师预估来访者没有做好准备去面对自己说出后的结果。在当下的这个环境中，咨询师与来访者的关系以及两者之间的谈话达到的温度让来访者想说出来，但是他自己讲完后，可能自己还是接受不了那个结果。当咨询师觉得来访者这个时候不能承受说出来的结果，咨询师要怎么办？这个时候咨询师能任由来访者说出这个经历吗？其实这个时候是不适宜的，咨询师要告诉来访者这个时候还不打算听这个故事，时候还没有到。如果咨询师任由来访者说了这个事情，那后面来访者可能就不会找这个咨询师咨询了。来访者当时想说这个故事是在情绪与情感的推动下去行动的，这时候是感性占上风。当来访者回归理性，那个情绪与情感过去的时候，他就会感觉到内疚与自责。来访者会不知道怎么面对咨询师，这样来访者就容易脱诊。

为什么来访者做了几次咨询后就不再来了呢？一个原因就在于来访者无法面对那个真实的自己。他在情绪的作用下将自己内心最私密的内容告诉了咨询师，但是情绪过后，他无法面对那个跟咨询师说心里话的自己。再跟咨询师咨询时他就会想到当时的自己，为了避免想到那时候的自己，所以就选择不再找那个咨询师。

在心理咨询中不能拥有双重关系。那什么是双重关系呢？两个人之间存在两种关系，并且这两种关系会互相影响。心理咨询中的双重关系是指心理咨询师与来访者之间除了咨询关系外，还存在或发展出其他具有利益或亲密情感等特点的人际关系状况。具有双重关系的咨询师与来访者，他们在咨询中谈的一些话会影响咨询师的判断。具有双重关系的咨询师可以帮忙介绍适合来访者的咨询师，两个人互相不认识更能客观地进行咨询。

我曾经有过这样的一次经历。那时我在广州，刚学心理咨询。有一次到我表弟的饭店里面吃饭，他的邻居知道我是做心理咨询的，就说想让我给他做咨询。那个邻居把我拉到餐厅的一个角落里，跟我说了心里的问题，我就给他做了一些回应。但是在那一天之后，这个邻居就不再联系我了。之前他看到我会很热情地打招呼，但从那次之后，迎面碰上时他都会装作不认识。这样一个朋友就没有了。如果当时我知道是这样的结果，我肯定会跟他说清楚。比如“你没有做好准备，我们要进行预约流程，在咨询室进行咨询。我们是朋友，不太适合做咨询，我可以介绍适合的咨询师给你”。在这次之后我就深深地知道了咨询中要注意的一些问题。

咨询师与来访者是有边界的。有些可为，有些不可为。国家有边境线，它是国与国之间的界限。当界限不清楚的时候国与国就会发生冲突、混乱的外交关系。人际关系也是有边界的，边界划出了一个受到保护的时间、地点、空间、行为的领地，当人与人之间没有界限就容易出现问题。咨询中的伦理规则设置也有利于咨询中的平等关系。咨询师与来访者应该有比较清楚的界限，在咨询中咨询师能够坚守边界。咨询师知道哪些事情你是能做的，哪些事情你是不能做的，哪些事情是你敢做的。有效的心理咨询是建立在清楚的咨询边界上。在这样的边界上，来访者能透露自己的经历，谈论自己的感受。他相信自己是安全的，是能被恰当对待的，他相信咨询师能够帮助他。

咨询中，咨询师与来访者的关系是平等的，要认清楚两者之间的界限，做好自己要做的事情。

咨询中的逞能心理

心理咨询是咨询师协助来访者处理各种心理问题来维护心理健康。通过心理咨询，咨询师帮助来访者在态度、情感以及认知等方面有所改变，解决来访者在生活、学习、工作等各方面的心理问题，从而使来访者能够更好地适应环境，促进来访者的身心健康。

但是在心理咨询行业中有一些人会认为自己很厉害，把来访者的问题不当问题，没有站在来访者的角度换位思考，没有表示出尊重，没有共情。还有些咨询师对自我认识不清，自己没有办法解决个案问题，不转介还硬接，给来访者做咨询。这就是一种逞能，是对来访者的不负责任。有些新手咨询师刚踏进这个行业，心理资本不够，会出现逞能心理、侥幸心理、虚荣心理，等等。

之前有一年我在广州电视台做一档关于保姆的节目，这个节目里面有几个特约嘉宾，有心理专家、生活顾问、影视明星等，这些人对场上的表现进行点评。在这个节目里，有十几个保姆、家政工作人员参加比赛。现场观众会对这些保姆的表现进行评分，看她们谁表现得好。当时有一个参加节目的保姆就一个问题百思不得其解，她就来问我，说之前有一个雇主整天与老公吵架，有一次她又跟她老公吵架了，她心里很难受就拉着这个保姆说了很多的事情，保姆就耐心地倾听，给予她支持，安慰她。当时她对保姆很感激，但是没出三天就把保姆辞退了，什么理由都没说。我当时告诉她，你知道的太多了。所以一般如果有人跟我说，“韦老师，我要跟你说一个秘密，你要帮我保密哟”我就说要给我钱，人家就很奇怪，为什么我告诉你秘密还要给你钱？我说当然需要啊，你告诉我秘密还让我不要告诉别人，这是要憋死我啊。只有收费才能让我不告诉别人啊。我要忍住不说，我要抵抗住良知的压力。在我们准备告诉一个人一件事的时候，我们就要做好准备让对方告诉其他人。如果我们不想告诉其他人就永远不要说，不要告诉任何一个人。要秉承一个理念：要想人不知，除非己莫为。作为一名咨询师要自律。

之前别人参加工作坊我就经常跟他们说不要录音，不要录像。但是有些人会无视你的话，他们依旧还是要录音和录像。你讲了他们根本就不会听，他们还是依旧会去做。有时候人们做的一些事情违背了伦理。违反职业伦理的背后有不知道的原因，也有明知故犯的原因。不知道说明你的心理资本和专业素养还不够，知道了继续去犯，说明你的品德不够，法律意识淡薄。

有一个故事是这样的，就是禅宗的一个公案。怀海禅师在讲佛学课时发现每一次都有一个老人来听。有一次禅师讲完课后其他的僧人与修行者都走了，但是这个老人还没有走。禅师就很奇怪，问他：“你怎么还不走？”老人说：“我想跟你请教一个事情，我其实不是一个人，是一只狐狸。我这只狐狸永世不得翻身，不得投胎做人，这是什么原因呢？我曾经也是一个禅师，有一次有一个学生问我一个问题，说大修行者落因果吗？意思就是一个非常有修为的大学者如果做错了事情会不会有不好的结果。我说大修行者不落因果，后来就接受这样的惩罚了，沦为一只狐狸。”这只狐狸前世是一名禅师，教人智慧，但是在自己没有想清楚时就这样草率地回答这个问题，教错别人，对别人产生了不好的影响。这样会延误后面多少人啊!

作为一名咨询师，作为一名给他人解答心理疑惑的人，可能你的一句话就会对别人产生深远的影响。但是现在这个行业存在很多鱼龙混杂的现象。很多咨询师考了三级或者二级心理咨询师证书，拿到证书后就开始去接咨询，给别人解答心理问题，有些人还会花几千或者几万块钱去参加一些短期培训，学习某个技术，比如精神分析、认知疗法、叙事疗法等，在这之后他们就开始接个案。这样的咨询师只是刚进入心理咨询的大门，叫他们去做咨询还是有些问题的，有的咨询师的咨询不仅不能帮助来访者，甚至会对来访者产生灾难。他们没有找到正确把握来访者问题的方法，有时候会把来访者的伤疤揭开，然后自己却无能为力，这对来访者来说是很痛苦的。

心理咨询是心理咨询师与来访者之间心与心的交流。当来访者鼓足勇气真诚地把自己的内心打开，希望咨询师能帮他理顺关系，解决自己的问题模式时，一些新手咨询师是没有办法解决的，可能还会伤害这些来访者。当来访者把自己的心口打开，袒露在外面，但是咨询师却没有帮助来访者止血，只任其流血，来访者感到比心理咨询前更疼，他会对自己更失望，觉得没有人能帮助他了。有些咨询师为了自己的生存问题，不顾来访者感受，就逞能，硬是要给来访者做咨询，这对来访者来说有点残忍。这些来访者在接受了这样的心理咨询后，从此就再也不相信心理咨询了。

一般情况下，一个咨询师在独立接个案之前要有几百小时的督导。可是现在的心理咨询师做到了多少呢?

在学习咨询时，我们不仅需要学好技术，还要学习理论。把心理学的基础理论知识打扎实，比如像普通心理学、发展心理学、认知心理学、人格心理学等书籍要认真看，将理论与实践相结合。然后还要不断进行自我觉察，不断自我反思。曾子曰："吾日三省吾身。为人谋而不忠乎？与朋友交而不信乎？传不习乎？"每天不断反省，让自己保持警醒。作为一名心理咨询师我们也需要这样的精神，面对外界不断变化的世界，我们需要不断反省。先解决好自己的问题，才能带着来访者走下去。如果咨询师本身是个内心有很多问题没有处理的人，那咨询师就很难带来访者走下去。咨询师个人发展好了才能更好地带领来访者。

在咨询中，咨询师对来访者的影响是很大的，来访者自身的改变也需要时间。咨询师对来访者的影响都融于每句话之中，润物细无声。如果咨询师自身没有发展好，自身的知识、经验、技术都有限，对来访者的问题没有信心的话就要及时转介。千万不能因为自己的逞能心理或者虚荣心理对来访者的问题随便就给一个解释。明知自己能力有限还勉强自己，这种行为是不妥当的，也是对来访者的不负责任。

在咨询中会出现这样的逞能心理，在现实生活中很多人也会有这样的心理。明明自己做不到，还打肿脸充胖子，硬着头皮答应下来。他们在意别人对他们的看法，不根据自己的实际情况来行动，这样不仅对自己不好，对别人也不好。

在《史记》中，有这样的一个故事。在皇宫里面，一位宫女不经意间听到一个非常大的秘密。她忘记在皇宫这样一个环境里面很多人是有生杀大权的。也许是为了显示她见多识广，也许是为了获取主人更大的信任，也许就是逞能，她就把自己知道的事情告诉了皇后。皇后一听这个消息，心想如此大事，怎么得了，赶紧叫人把那个宫女处理了。一个聪明人断不会把这个消息说出来，只会烂在自己的肚子里。

这就是那个宫女逞能的代价。

逞能的人，爱表现自己，喜欢从他人的认可中获得满足。这是一种不健康的心理。这样的人非常在意外界的人的评价、看法，受困于他人的评价体系当中。如果他人评价高，自己就很开心，如果别人评价很低，自己就会很伤心。这样自己就会很容易受伤。一些人爱逞能也是想在别人心中留下一个好印象。在他人的羡慕中，虚荣心得到满足。逞能的人非常在意自己在他人心目中的形象，以别人为准，为了他人有时候打肿脸充胖子，明明自己做不到的事情非说自己可以做到。但有时这样得不偿失，我们做事情要量力而行。

不管是心理咨询，还是在日常生活中，逞能心理要不得。有时候会搬起石头砸自己的脚。我们要实事求是，认清自己的长处，了解自己的不足，正确地看待自己。自己能力以外的事情不要逞能，不要勉强自己。根据自己的真实情况来进行判断。心理咨询要结合自身与来访者的情况来决定双方是否合适。如果不合适要赶紧转介，这是对双方都好的行动。

不做反而更好

作为一名心理咨询师，要与他人进行心灵上的联结，帮助他人梳理心理问题，启发别人的心灵，解决别人的心理疾患。心理咨询师的责任重大。当咨询师，做了就要认真做，不能任由自己去出错。如果咨询师在这个时候出现问题，伤害的不仅仅是来访者，咨询师自己也会承受一定的心理压力。

曾经有一个来访者，他整夜睡不着觉，总认为别人要害他，担心自己会死，具有心理障碍。他不敢坐飞机，不敢坐汽车。家里人劝他去看心理医生。他们就查找了当地最有名的心理医院与心理专家，认真了解信息，然后选择了一个时间预约了那个最有名的心理医生的号。别人都说这个心理医生的号是很难预约的，因为他是当地最有名的精神科的主任医师。很不巧的是，这个来访者去了之后，心理医生自己有点事情，心情不好，影响了他的工作。那个心理医生跟来访者随便说了一些然后就开了些药给来访者。这个来访者感觉很不舒服，回去后也没有吃药，他也不再相信心理咨询与治疗。后来别人把我推荐给他，他说我已经去看了最好的心理医生，他都解决不了，其他人肯定也是不行的了。所以之后他再也不同意去看心理医生了。他认为所有的心理医生都不能帮他解决这个问题。他没有去找那个最好的心理医生之前他还是抱着希望的，他不了解心理治疗是什么样的，通过外界的描绘他认为自己的病还是有可能会好的，但是见了心理医生后他的那点希望被打破了。这样的一个心理医生就会让来访者对所有的心理医生持否定态度。

咨询师自身没有成长好，对来访者来说不是帮助而是伤害。有时候咨询师需要问自己一个问题：我们做了真的能帮助到别人吗？有的时候咨询师做了还不如不做。目前很多的心理咨询有一个这样的现象，咨询师帮助来访者会询问来访者的问题，然后运用自己所擅长的心理学流派的技术与理论来进行这个咨询，这些都沿着一个思路。问清来访者的问题，考虑咨询师要做些什么，来访者要做些什么才能解决这个问题。而很少有人会进行反向思维式思考。我们不要去做什么，哪些事情我们不做就会好。我们让来访者感受到哪些事情不做了情况就会变好。

当你去医院看病，症状是肠胃不舒服，医生会根据你的症状开西药给你。当你去中药馆，他会询问你平时的生活习惯，生活的地方与环境。之前我去中药馆，因为我嘴里总是起泡，那个医生问我住哪，我说广州。广州夏天的时候很潮湿又闷热，所以会把一些降火的食材放在汤里面。我是一个北方人，没有学习广州人这样的饮食方式，所以我就经常上火。后来医生就建议我改变自己的饮食方式，少吃煎炸类的食品，少吃辣。这个时候医生不仅仅是帮助你解决问题，同时也是在告诉你问题如何才能不发生，当你不去做的话这个就不发生了。我说自己很喜欢吃辣的东西，那要怎么办？医生说了一个字："戒。"好多人身体出现问题就是因为戒不了。因为戒不了烟，人们可能会产生支气管炎，对肺部产生不好的影响；因为戒不了酒，人们的肝容易产生毛病；因为戒不了辣，人们经常会上火。

咨询师的成长就是缺少一个"戒"。戒就是哪些是我们不做的，哪些是我们不能做的，哪些是我们不要做的，哪些是我们需要斟酌去做的。在心理咨询师的个人成长与职业伦理中，我们要清楚哪些是我们不要去做的，哪些是我们需要去做的，哪些是我们去做就会有成效的。我们不仅仅要看到如何解决这个问题，还要想着如何让这个问题不发生。

在心理咨询当中，我们的策略要围绕着来访者。例如焦点疗法，要看引起这个问题的因素、行为有哪些。来访者说出自己的问题，我们一起看来访者以前有没有这样或者类似的成功经历。比如说来访者说自己经常晚睡，想早睡但是又睡不着，很困扰。咨询师会问他之前有没有早睡的经历，如果有的话之前是怎么做到的，现在也可以像以前一样去早睡。焦点疗法是我可以做一些什么让一些事情不要发生，我们可以做到什么样的程度，我要戒掉一些什么对我现在问题的解决有帮助。

戒不仅对心理咨询师很重要，对于其他行业也很重要。我们都要在成长道路上给自己盘点一下，哪些是自己做不到的，哪些是自己可以努力做到的。我们要知道问题是怎么产生的，同时也要知道怎么样让问题不再发生。现在很多的人只看到问题，但是并不知道源头在哪里，一直在寻找方法解决，但是一直抓不到关键点在哪。

目前人们总说要自律，也就是自我管理，包括人际、生活、工作等各方面的管理。对于自己要做的事情要有自己的规划，自己有计划地去做一些事情，知道有所为有所不为。我们心理成长也是要将自己可做的部分做好，将需要戒的部分做恰当。在成长过程中，你是自己人生的第一责任人，不要期望别人来解决你的问题，要自己去做好自己要做的，自己帮助自己。作为一名心理咨询师要敢于对自己下手，要对自己下狠手，相信自己的付出。你不对自己狠一些，自己是难以成长的，总是躺在自己的舒适区里面，不敢迎接挑战。

有些时候心理咨询师会遇见这样的问题，我认真努力地帮助来访者解决问题，给了他很多建议，布置给来访者一些作业，但是来访者下次就不来咨询了。这是为什么呢？来访者脱诊的原因是什么？我做了很多但来访者好像不需要那么多。有时候做了反而不好。把握其中的度非常重要。因为这样的咨询过程会让来访者感受到压力，让来访者感觉到不舒服。很多咨询师只看到来访者的很多问题，但是没有考虑到来访者本人的现实情况。改变需要一步一步地完成，一次性地给太多任务会让来访者感受到深深的无助。来访者觉得自己做不到，从而自己就有点打退堂鼓了，自己就不太想改变，想维持自己的现状了。

小改变成就大改变。一步一步的行动最脚踏实地，人也会容易做出自己的行动去改变。来访者没有认识到改变是一步一步来的，有些新手咨询师太着急，想快点看到成效，而没有考虑来访者的真实情况，这样咨询效果就不乐观了。咨询师做了也不一定好，更重要的是要把握好那个度。我们知道什么时候该做什么，什么时候哪些事情不能做。

孔子对人生阶段曾这样描述："三十而立，四十而不惑，五十而知天命，六十而耳顺，七十而从心所欲，不逾矩。"这个"从心所欲，不逾矩"说的就是度。在现实生活中，我们都会谈到这个度。它无处不在，但无影无形。它体现在你所做的事情中，你的举手投足之间。怎么把握好这个"度"体现了你的为人处世准则。

在日常家庭教育中，我们总会说孩子不能溺爱。如果孩子的需求都得到满足就不“适度”。孩子在家里任何东西都能得到，那么他就认为只要是我要的都可以得到。进入社会后，不可能你想要的都能得到。那么受到溺爱的那些孩子就难以适应社会，容易产生心理问题。这就是父母对孩子的需求满足的度的把握，不能过度也不能失了度。

曾经有一位来访者在18岁之后的人际关系中遇见很大问题。他在关系中不知道怎么把握那个度，不知道自己的角色定位。进则怕过，退则怕错，不敢做出自己的选择与判断，他无法信任别人。当时他非常害怕，我问他：“18岁之前是什么样的啊？”他告诉我，18岁之前没有犯过错误，所有的事情都是父母告诉孩子该怎么做，父母替孩子做了决定。长大后孩子就不敢自己做决定了。因为自己做选择就意味着自己要承担责任了。小时候父母替孩子做选择，孩子是不用考虑这么多的，但是现在到了自己做选择的时候孩子就害怕了。这就是父母替孩子做了太多，反而让孩子不敢去做了，就是“失度”了。目前中国很多家庭都会出现这样的情况，父母替孩子做了太多，长大后孩子出现了很多问题。父母帮孩子去做，到孩子去做的时候孩子不会也不敢去做。现在新闻上经常出现年轻人啃老的现象，这也是一种小时候父母包办的结果。

有时候做不一定就好。无论在心理咨询中还是在生活中我们都一定要把握好那个“度”。把握好自己人生发展机遇，既不过度也不失度，而是要适度。对待来访者要掌控好度，让来访者认识到自己的问题，同时慢慢地帮助来访者进行改变。

如何克服自卑观

著名的心理学家阿德勒在一本书《自卑与超越》中写道："每个人都有不同程度的自卑感。因为我们都想让自己更优秀，让自己过更好的生活。"在心理咨询中，很多心理咨询师会有这样的自卑感，不仅仅包括半路出家的心理学工作者，还有那些科班出身的心理学研究者。

去年我参加一个心理学会议，当时跟我住一起的一个参会人员，他已经是某高校的心理教研中心主任了，是心理学的副教授，但是他是硕士学位，硕士毕业就直接进入学校工作了。工作后一直从讲师评到副教授。但是他的内心一直有个愿望，就是能考取博士。为什么他的这个愿望这么强烈呢？在这样一个学术体系里面，在这个环境中他就会触碰这个问题。比如评职称这件事，学历的高低就凸显出来了。比如当你跟一些人相处的时候，身边的人都是心理学的博士，或者师从于某位著名的心理学家，这时候一般学历的人就很容易自卑。

这样的自卑之路有没有终点呢？其实是没有的。大家一直在不断地往前走着。在学术圈里面，大家一直在追求更高的学历。硕士在想自己还不是博士呢，等成为博士了人们就想自己还不是博士后呢。等成为博士后又想进入博士流动站。硕士博士也看学校的档次，人们觉得一般的学校抵不上中国名校，中国名校还跟排名靠前的世界名校进行对比，这比较就是无穷无止的。心理学圈里面有这样的现象，研究理论的看不起研究应用的，研究应用的看不起进行实践的，甚至进行同类研究的都互相看不起。比如同样进行教学实践的，进行大学的研究方向的老师看不起中小学研究的老师，不同地区的老师也会进行比较。比如农村里面的老师会有一种自卑感，觉得自己比不上城市里面的老师。在大城市参加心理学会议，小城市的研究人员内心觉得自己比大城市的研究人员矮一截。他们就把自己看得很低，觉得自己不如大城市的老师见多识广，没有他们水平高。目前很多人都会有这样的心理。

这种自卑既有它积极的地方也有它消极的地方。积极方面来说，每个人都感觉到压力，人人都在争上游，努力地朝着金字塔的顶尖去奋斗、拼搏、追逐。消极的方面就在于它让人增添了烦恼，一心要走到金字塔高处，但是越往上走越艰难。在这样的氛围下，自我会被压制，会影响人的创造性。

拿我自己来说，本身学历不是很高，内心的那种自卑感一直存在。有一年在云南师范大学做报告，当时因为会议时间紧张所以主办方就把我的报告给去掉了。当天晚上我去杨鑫辉老师的房间拜访杨老师，跟他说了我的报告主题，在本土文化背景下如何做规划艺术治疗，他认真地听了，后来他问我在哪读书的。我就跟他说了我的背景。他跟我说了一段话，让我一辈子都记得："不要因为自己的学历而自卑，只要努力，人人都可以有学问的。"我一直将这句话记在心里。也是在那时杨老师的话在我的心里埋下一颗种子。当时杨老师已经是有名的心理学家了，在心理学界享有盛誉。他的话对我起到很大的激励作用。

我的生命中出现了很多好老师，比如叶浩生老师。当时我正准备写一本社区心理学的书籍，把这个想法告诉了叶老师，想在一些专业方面向他请教。这个想法源于在社区开展心理服务的过程中总结出的“254 模式”。这是中国视角下的社区心理服务探索，运用“254 模式”在社区开展支持性的团体，让社区的居民参与其中，对他们的心理做一些支持。当时叶老师对我说：“做学问，做专业的研究要提出一种主张，并且能用实践来证明你的主张，也就是要能‘自圆其说’。如果每个人都这样做，这个学科就会越来越广，也可以为越来越多的人服务。”听完叶老师的表述，我内心是多么喜悦。当我准备出版这本书的时候，身边有很多“泼冷水”的声音，叶老师的话给了我很多勇气。他觉得谁都有资格去做研究，提出来的东西要能够自圆其说，也许是不完善的，但是需要我们不断地去探索。平时他都是喊我志中先生，让我感觉很受尊敬。

很多人在拼命地学习，不断追求向上的目标。社会上的心理咨询师拼命地学习各种技术，让自己掌握更多的技术去帮助来访者。心理学各种流派的培训也有很多人去报名学习，但还有些人在心理上不接受，就觉得跟自己没关系。比如咨询师当地有心理学会议，他就觉得我是进行实践的，跟这方面没有关系，那些理论对他没用，他直接进行隔离了。有些人自卑就选择逃避，只要我不靠近，别人就看不到我的缺点与毛病。他就很被动，不会去开放。

在《易经》六十四卦中的第一卦是乾卦，卦象是乾上乾下，由六条线段叠合而成。它象征着天至高至大，覆盖万物又不偏不倚。天行健，君子以自强不息。乾卦的六根爻分别为潜龙勿用，见龙在田，终日乾乾，或跃在渊，飞龙在天，亢龙有悔。也对应着人生六阶段：潜伏时期，初露头角，勤学精进，把握时机，理想垂现，功成身退。

初九：潜龙勿用——韬光养晦

龙潜于渊，阳之深藏。这阶段要认真积累，等待时机。

九二：见龙在田——崭露头角

龙已出现在田野上，利于有才德的人出人头地，做大事。这阶段要主动找到自己的贵人， 得到赏识有所作为。

千里马遇见伯乐才能更好地发挥自己的力量，一个胸怀大志的人在贵人的帮助下可以更好地发挥自己的才能。

九三：终日乾乾——居安思危

这阶段不断修炼自己，自强不息。奋发努力不懈，加强警惕。

九四：或跃在渊——相时而动

龙要么跃而上，要么退于渊中。这阶段要注意把握时机，审时度势，根据形势的需要而进退。

九五：飞龙在天——锋芒毕露

龙已飞腾在天上，居高临下，浩浩荡荡，自由自在。可以大展宏图。

九六：亢龙有悔——戒骄戒躁

龙到了极高之处，其趋势就会下降。知进忘退会后悔的。

在人生的这六个阶段，每个阶段都有自己的任务。在不同的人生阶段就要做好该阶段要做的事情。当你把每个阶段自己要做的事情做好了，你的自信心也会提升，你的人生价值也体现了。

一个人的心理需要自己在充分体验的基础上才能成长得更好。要想得到充分的体验就要去做事情，在参与一些事情的过程中进行体验。我们经常说：事上练。就是我们要去做一些事情，在行动中去体验到、发现到、感悟到。这个过程需要行动。如果我们仅仅知道了一些知识，懂得了一些道理，但是不去行动，不去体验，不去做一些事情，就达不到练习的效果。这种行动是要坚持下去的。它是一种由量变到质变的过程，螺旋式地上升。心灵成长一定要行动，并且坚持下去，参与其中，达到知行合一。

很多人内心有很多自卑的东西，不能真正做自己，心理上有创伤，没有成长好。我们需要不断做事情，去练习，让自己在做事情的过程中不断发现自己，不断地领悟，然后让自己成长。在做事情的过程中不断夯实基础，让自己的人格饱满起来，让自己的自我效能感增强，让自己的内心变得强大。

我就是运用“事上练”的方式来成长自己的。当初刚开始创办网校的时候，我带了21位教务长奔赴泰山，后来因为网校的改革、变化等各方面的原因，很多人接受不了，最后就留下几位系主任。像我们网校这样的教学管理团队就是一个团体心理成长小组，看见什么问题就会说出来，大家都会不留情面，这是为了我们的成长。

“事上练”是王阳明先生提出来的概念。阳明先生说我们的心不是主体，心是以天地万物为主体的。心主导的眼耳口鼻自然也不是主体，眼以百色为主体，耳以百声为主体，口以百味为主体，心要去万事万物中体现出来。事上练，练的是我们的心。王阳明先生强调致良知，要求知行合一。致良知是一种本能。当人的本能被遮蔽后，通过事上练让人们重新回归本能。事上练让人们了解自己的内心，提升自己的自信。

很多人会说自己有自卑感，没有自信。每个人多多少少都会有些自卑感，自卑是因为我们对自己没有正确地进行认识与评估，太渴望自己变得更好，理想过高，与现实差距太大就容易引起不自信。自卑的人容易看到自己都是缺点，而看不到自己的优点。我们可以做些什么提升自己的自信呢？在做事情中找到自己的价值，通过自己一次次小的进步来建立自信，创造自己的成就感体验。在自己做错事情时要接纳自己，允许自己犯错。人无完人，每个人都是独一无二的，要看到自己的闪光点，发掘自己的价值。

要有士的精神

我想问一问大家：你觉得什么样的人能成为一位好的心理工作者？作为一名优秀的心理学工作者需要什么样的品质？

我觉得需要一种士的精神。这个士就是战士的士，勇士的士，儒士的士。这种士的精神需要一些特别的心理品质，比如勇气。当我们拥有勇气这种品质，我们再去创新就会有一种原生动力。当我们没有勇气的时候，我们就不敢去做一些事情。

在当前的中国特色社会主义道路上，在新时代的道路上，我们会遇见新的问题与现象。这些新的问题都是以前没有出现的。在新的时代背景下，社会心理服务也会出现新的问题，新的状况。作为一名心理学工作者，我们需要创新来面对这些新出现的问题与状况。比如过去的西方心理咨询师都是等着别人找他来咨询。但是中国经济发展快，很多人还不是很清楚心理咨询，对心理咨询也会有一些误解。在这样的情况下，我们就不能仅仅采用以前的那种模式，而是要学会创新，采用一些不一样的方式来解决这个问题。

在现代很多心理健康有问题的人需要专业的心理咨询师进行咨询，在这样的环境下，我们不能仅仅等着来访者来咨询。在心理学服务这块要根据中国本土化的文化进行创新，要做服务型的心理学，做心理健康的教育。不同的人会选择不一样的发展路径，一部分人从事心理学的基础研究，一部分人做心理健康服务工作。我创办的网校理念就是让心灵温暖心灵，让更多的人因为心理学而受益。我们要真正能解决当下的社会中的问题。在创新过程中需要创新的思维，创新的勇气。在面对外界的不理解的时候，当你的想法和行为与外界的主流的心理学路线不一样的时候，你就会面对压力，面对挑战。这个时候会有很多人出来质疑你，说你怎么可以这样弄呢，这不是胡搞吗？但是你自己内心要有坚定的信念，自己清楚这样的服务模式与社会需要是契合的，它能解决一部分的社会问题，这个时候你的这种模式还没有得出这样的成果，你还不能证明给他们看你是对的，你也不能停下来，也说服不了那些人，这时候就面临着巨大的压力。在这股压力面前，你要有勇气，要能扛得住，要能承担，要敢于被误解。在做心理学服务社会过程中，我们会被他人误解，自己会受到委屈，你要怎么消化内心的委屈，承受内心的压力，这都是需要勇气等心理品质的。

我们需要一种侠士精神，我们要为人民服务，从小我中跳出来，看到大我。心理咨询师的发展经历了三个推动力的阶段。第一阶段是情结的推动，过去没有满足的一些需求自己想要满足到。比如你小时候家里穷，没有吃饱过饭，长大后你就会有一种害怕被饿着的感觉。你的后面就有一个发动机，推动着你不停地前进与奔跑。等长大后能吃饱了，有自己的房子，有自己的存款了，这时候第一阶段的动力就会没有了。心理咨询师一开始是为了什么呢？做咨询师会让他们感觉到自尊的满足，个人价值的体现。当时间长了以后，这个东西没有了，有些人就会选择不做了。有些人在这个行业做了很久，积累了很多经验，社会也给予很多资源，对你进行培养，不干了对社会来说是一个损失。比如学心理学的从本科读硕士然后读博士，但最后不干心理学行业，这就是损失啊。第二阶段是理想，人的社会责任与担当。新时代要有新担当。你不仅要为了自己，还要为了社会与他人，为社会去担当，在大我中获得价值感。心理咨询师要进行自我升级，达到士的境界。从我到士，成了士内心就有了别人与社会。这时候发动机在前面。第三个阶段是自身生命的状态，追求自由。服务社会，为他人着想，贡献自己的力量的同时也在追求自我精神的满足。这个阶段你会感觉到生命的自由，你不再为了任何人而做事。第一阶段是为了我做事，第二阶段是为了社会做事，第三阶段是自由地去做。我做这件事是因为自己喜欢，我享受其中。做这件事让自己感觉到快乐。当我们经历这三个阶段我们就会具有持续的动力，难以出现职业倦怠。如果没有经历这三个阶段，就会很容易感到累。很多咨询师有钱了，也有一定的社会地位了，咨询情况也还不错，但是很多人还是会觉得没劲，觉得没意思了。这个时候就是产生职业倦怠了。

很多人一辈子都在探索自己的内心世界，分析自我，认识自己。这里面的快乐因素太少了，没有升级，升级到侠士精神，升级到社会层面，为人民服务，为他人提供帮助，不断修炼自己的内功。有些人的心理资本不强大，因此人们要加强心理资本，提高自己的抗压能力。

作为一名心理学工作者，有时候你做心理科普时别人是不理解你的。有些人的思想已经根深蒂固，你说的内容与他原来观念中的东西是不同的，他就拒绝接受。作为一名新时代的心理学工作者，应该捍卫核心价值感，与这个时代同呼吸共命运。我们要深入了解这个社会，关心社会上的问题，知道社会需要什么。我们可以根据社会的需要来进行创新，解决社会的问题，体现我们的价值，服务他人，成为一个对自己对他人都有价值的人。将自己置身于社会的大潮流之中，要有这样的一种使命感与责任担当。

士是一种精神。在汶川地震那段时间，我看到很多令人感动的瞬间。有些人在危难时刻只想到自己，但是有些人在面临生命危险的时候却有勇气站出来保护其他人。这个时候人性就展示出来。那些保护别人的人在生命的最后一刻他的心里是装着别人的，为了他人的幸福愿意舍弃自己的生命，他一心为人民服务，一直坚守自己内心的信念。作为一名心理学工作者，要热爱自己的职业，追求自己职业的价值。人们内心都会有自己所真正追求的东西，但是有些人还没有找到。我们需要澄清自己内心的那种价值感与社会责任感。

作为一名社会人，我们需要为社会服务。我们要做一个了解社会的人，了解社会的需求，用社会视角去看待事情，运用心理学去为社会服务。在社会中有一群人以天下为己任，具有承担社会责任的精神。"士志于道"，道即公共社会责任。在中国古代，最初的"士"是比较低级别的贵族，他们是政权的参与者，具有社会主体意识，关注国家的命运。随着时代的发展，士的来源更加广泛，很多的士是从普通贫民发展奋斗而来，他们心怀大志，将国家与他人的发展作为自己的精神动力，承担社会责任。

追求人格自由和自尊是每个人的需要。每个人都是独立的个体。士的精神中包含既执着又超脱的精神。人们承担了很多社会责任，有很强的忧患意识与道义情怀，但是这样很容易感觉到痛苦，我们需要一种超脱的精神去化解。我们需要不断修炼自身，达到自己内心的平和，心灵的自由。目前很多社会上的人的心被困住了。社会发展快速，人的内心容易感到焦虑。他们会害怕自己跟不上时代的发展。

在士的精神中，他们既追求理想又关怀现实。他们将理想与现实相结合。作为一名新时代的人，我们不能仅仅追求自己的理想，而不考虑现实状况，而是要将两者结合，把自己的发展与社会的需要相结合。

纵观古今，名人皆有士的精神，有大仁、大爱之心，自强不息、厚德载物的精神。中国思想文化史研究专家朱汉民教授提到要继承与弘扬传统的士大夫精神。在当前的社会中，士的精神可以应用于新时代。我们要大力弘扬这种士的精神。

走钢丝式的个人成长

现在很多人都在谈成长，那么什么样的成长是符合个人成长路径的呢？成长是有规律的，具有普遍性。对于我而言，在从事心理咨询的这些年里，我慢慢地形成了自己的一种心理成长模式。我把自己的这种成长称为“走钢丝式的个人成长”。那么什么样的成长是“走钢丝式的个人成长”呢？

在教育学当中有一个最近发展区的概念。认为学生的发展有两种水平，一种是学生的现有的水平，独立活动时所能达到的解决问题的水平，另一种是学生可能的发展水平，也就是通过教学能达到的水平，两者之间的差距就是最近发展区。在最近发展区进行活动能发挥学生的潜力，提高学习的积极性。在做事情时把自己放在最近发展区的位置，不断挑战自己，突破自己，超越自己最近发展区达到下一个阶段的水平。不同的人对待最近发展区的方式不同，他们的成长发展速度也是不一样的。

比如蹲马步。以前蹲马步我可能蹲个 10 分钟。但是 10 分钟后我就难以坚持下去了。以前我学武的时候练蹲马步，如果坚持不下去了老师就会拿一个鞭子来惩罚我。要是在蹲马步的时候不标准，起来就是一鞭子。那时候在没有外界惩罚的情况下，10 分钟是我的极限。但是如果用鞭子逼你一下，你可以蹲到 11 分钟。那么从 10 分钟到 11 分钟的这一分钟就是你蹲马步的最近发展区。如果说你每次蹲马步蹲 10

分钟就不蹲了，那你的最近发展区就发展不起来。你不能继续往上面提高，这样你提高的速度就会很慢。你不去挑战自己，不往自己的最近发展区去发展，这样自己的水平就不会提高。如果每次你都多蹲一会儿，不断挑战自己的极限，提高自己的最近发展区的水平，你就会进入下一个阶段的最近发展区的水平了。之前10分钟到11分钟这是你的最近发展区，当时间久了你就会发现每次不怎么费力蹲马步就能蹲到11分钟了，这时候你的最近发展区就提高了。

一个人的学习是这样的，迁移到个人成长，心理成长，最近发展区也是变化的。比如说面对问题时，我的心理抗压能力现在是6分，这6分之内的事情我能扛得住。但是超过6分的事情我就很难抵挡得住。如果这时候不放松能达到7分。6分到7分这1分的提高是可以提高你的抗压能力的。从理论上讲，一个人的抗压能力越强，他的承受力越大，压弹力越大。岳晓东博士提出一个理论观点，关于压弹力。它原本是物理学中的概念，指的是物体接受压力时的反弹力。接受压力之后又反弹回去，连续几次之后都能反弹回来，那么它的反弹力就会提高。一个人的压弹力越高那么他的心理空间、包容度、安全度以及在面对问题时的承受力都会提高。心理学研究表明，适度的压力能提高人们的动机和表现。根据耶基斯多德森定律，各种活动都有最佳的动机水平。动机过于强烈或动机不足都会使工作效率下降。一个人的压弹力越高，他的抗压能力就越好。

一个人的心理成长是不断发展的。比如拿走路来形容，走路是不累人的，如果你跳着走呢，那样难度就会增加一些。走路的时候你不用那么集中注意力，但是跳着走你就要集中注意力了。有些人更喜欢挑战，那他就会寻找不一样的方式来进行。有些人不在地上跳着走，而是在平衡木上走。在平衡木上你就要不断找平衡，平衡自己的位置，以免自己掉下来。除了平衡木之外，我还会挑战另外一种方式，这种方式比走平衡木更难，那就是走钢丝。我这个人喜欢做有挑战性的事情，一件事情做了几次之后，那我到后面就会给他升级，不断加大难度，不断突破自己，提高自己最近发展区的水平。

很多人会觉得为什么要这样折腾自己，一件事情做好了你有了经验，按部就班轻车熟路去做就可以了。但是我不是这样的性格，我喜欢的就是不断提高自己，挑战自己，远离自己的舒适区，走进最近发展区，还不断超越自己的最近发展区。但是有些人不喜欢这样做，他喜欢待在自己的舒适区里面，不愿意出来。像我是走平衡木、走钢丝的，他们有时候走路，有时候就直接爬行。他们不愿意成长，满足于自己的现状。

面对自己的最近发展区，我是不断挑战自己的，不断突破上限。对自己的成长我是有些狠的，敢对自己下狠手，不给自己留有余地。这样的方式身边的人一般是受不了的。如果我晚上不睡觉，我会整夜给大家开会，谈成长。他们就制订了一个规则，说为了韦老师的健康，韦老师晚上 10 点钟要睡觉。原先我以为大家关心我，我就答应了。后来发现大家说要写保证书，保证晚上 11 点前要睡觉。我签了名，大家都是见证人。后来才发现原来是大家受不了，才用这样的方法。对于我而言，我习惯了不断挑战自己的时间。在事情上我也是越难越不好做的我就越要去做，做这样的事情能让我获得成长。每天我都会去自省一些东西，讨论一些东西，我不会那么轻易放过自己，我不允许自己不成长。这是我的成长模式，但是每个人都要学我的成长模式吗？不是这样的。你有没有找到属于自己的心理成长的模式和规律？

作为一名心理学工作者，我们是承载着一些责任的。通过心理学你能更认识自己，了解自己。学心理做心理学的过程中你可以不断地提升自己。心理咨询中说助人自助，授人以鱼不如授人以渔。在心理咨询中心理咨询师也是在不断学习中的，不断完善自己的人格，在帮助别人的过程中也帮助了自己。成长是一辈子的事情，咨询师需要一辈子去学习。

有很多人之所以心理得不到成长，是因为他总把自己放在舒适区。在这个区域里，他感觉到舒适、安全、放松、稳定。在这个环境中它是可以掌控的。很多人习惯于享受舒适区的安逸，不在自己的最近发展区活动，因为走出自己的舒适区需要很大的勇气，非常具有挑战性。

就我上课而言，如果我为了让大家觉得我现在讲课讲得还可以，不向自己发起挑战，不把自己放在最近发展区域，不去创造新的东西，只是把课件做得非常精美，这样就是把我自己框住了。一直待在舒适区，就很难再有创造性了。不去挑战自己，故步自封，可能暂时躲进避风港了，但长久停顿止步，只会被社会淘汰。

一个人要想心灵成长，就看敢不敢把自己放在最近发展区的最高峰。很多人不敢，总是有很多的理由。他们害怕失败，害怕自己努力没有收获。他们不敢尝试，因为他们在乎别人的目光，害怕别人看到他们的弱点，他们希望将自己最好的一面呈现在他人面前。

一到关键点的时候，要出他们“丑”的时候，要暴露自己平时不愿展现的那一面的时候，他们就会规避掉。因为他们害怕别人看到他们的不好，担心别人会对他们产生不好的评价，内心会恐惧，所以不愿意交出自己。问题是最好的成长时机。问题即机遇。如果你规避问题，不敢呈现问题，也尽量避免不要有问题，就失去了成长的契机。

人就是在这样的不同发展水平区域内，在发展过程中分道扬镳，不知不觉地人和人就不一样了。你是做一个爬行的人，还是走着的人，还是一走一跳的人，还是在平衡木上的人，还是走钢丝的人?

人在不同的发展阶段会经历不同的事情，收获不一样的体验。在这段旅途中，你选择什么样的方式就会成为什么样的人。正如我是长期把自己放在最近发展区的人，并且将自己放在最近发展区的最高点。正常人走路是在平地一步一步地走，我想提高自己的水平，就经常一走一跳，蹦起来，有时候跑起来。有时候走在平衡木上、钢丝上，不循规蹈矩，永不止步，一直在路上，不断前行。我们要敢于挑战自己，去走一走钢丝，把自己放在最近发展区的最高峰。正所谓“心灵成长一小步，人生幸福一大步”。我们不断成长，遇见更好的自己。

有一句话叫“士别三日当刮目相看”，一个人敢于把自己交出去，突破自己的舒适区，向自己发出挑战，不断更新自己，不断实现螺旋式上升，经过一段时间后，他们会发生很大改变。人的潜力无限，不要给自己设限，我们可以通过自己的努力达到自己的目标。在最近发展区内，我们要敢于尝试，相信自己，不断看到自己的不同，实现螺旋式的上升。

人是第一技术

心理咨询中，心理咨询师会运用很多的技术来进行咨询，在不同学派当中也会有不同的方法。每一个流派有不同于其他流派的技术。在咨询中，人是第一技术。作为一名心理咨询师，在心理学这个行业里面，作为一名心理学工作者，第一个福利就是要面对自己，自省与觉察。第二个福利是在帮助别人的同时不断提升自己，提高自己的心理资本。作为一名心理咨询师，个人的成长就是最好的技术。第三个福利就是成长好了，自己就是一道风景。

老子说过，人生有三不朽，立德、立功、立言。立德即树立高尚的品德，立功即为国为民建立功绩，立言即提出具有真知灼见的言论。这三立归根结底都是要立自己。当自身发展好了，立德立功立言就都发展好了。自身是人格健全的人，那么你就会影响到别人。

你告诉别人什么是好的，或者你带着别人去做，或者你自身就是这样的人，这三者哪个更好呢？比如一个妈妈想让女儿养成不乱丢垃圾的好习惯。第一种方式是妈妈告诉女儿不能乱丢垃圾，告诉女儿乱丢垃圾的坏处，告诉她要做个讲文明的人等。这是妈妈在语言上教导女儿。第二种方式是妈妈跟女儿说："我们今天一起去公园捡垃圾吧，为公园的环境贡献自己的一分力量，好不好啊？"小女孩就高兴地答应了，然后当天妈妈就跟女儿一起去公园捡垃圾了。这是妈妈在行动上教育女儿。第三种是妈妈本身就是一位不乱丢垃圾的人，她就是这样的一个人，女儿每天在妈妈身边，耳濡目染，慢慢地就形成这样的习惯了。

蔡元培先生在《中国人的修养》一书中说道：决定孩子一生的不是学习成绩，而是健全的人格修养！在家庭中言传身教非常重要。父母的个人品格对孩子的影响非常大。比如父母教育孩子要尊敬长辈，要多读书。可是，父母自己呢？父母对长辈不孝顺，回到家就在那看电视、玩手机，还要求孩子去看书，自己都做不到还要求孩子做到。比如我经常在网校里跟同学们说要做个对社会有责任的人，说完我就会去行动。我会带同学们去做知行合一计划，我出钱出技术带领同学们一起去做老年人心理关怀。我本身就是个关爱老人的人，我很尊敬家里的长辈，很关注社会上老年人的心理，研究社会上的老人群体，思考如何提高他们的心理健康水平。

在心理行业，我们要将学习到的很多流派的知识技术应用于咨询中。但是当你是个人格健全的人，你这个人就会影响来访者。人才是第一技术。所有的技术都比不上真实的人对来访者的影响。那么怎么实现个人的成长呢？在成长过程中我们需要做些什么让自己不断地发展，成为更好的自己？

如果你想发展自己就要对自己狠一些，但狠也要有所区分。比如现在的一些心理咨询师，他们在工作坊的过程中，用自己掌握的技术走进一些人的心，让别人表达自己的问题，让别人很痛，哭了。这个时候要看咨询师的动机，如果只是为了满足自己的需要，让别人觉得他很厉害，这样的动机就是有问题的。作为一名心理学工作者，对自己狠、对他人狠都要有技巧。对于别人的帮助你是否还有更好的办法。很多人有一颗仁慈善良之心，但是却不知道怎么样是对别人最好的。

对自己狠，对他人狠，要看这种狠的动机是什么。正确的动机是为了让自己成长，想让自己进步和提升，在原有基础上更加完善。我们每个人在自我成长过程中都会形成自我防御机制。当我们对自己狠或者别人对我们狠，遇见自己的痛点时，我们就会启动那套防御系统，避开自己的痛点，让自己不痛，这是人的本性。

在儒家思想中就有很多关于心理成长的思想。在文化中有一套人格塑造体系，比如我们要自省，每天精进，慎独，修身治国齐家平天下，仁义礼智信等。在古代我们都是靠自己修炼自己，别人只是辅助。作为一名心理学工作者我们要学会自己修炼自己，成长自己，不能等着别人来帮你。你是自己人生的第一负责人。

但是有一些人会困惑对自己这么狠是为了什么，我为什么要这样对待自己，背后的动机是什么。就拿减肥这件事情来说吧，有些人辛辛苦苦运动，控制食量，但还是没有达到自己理想的样子，有些人就想我这么辛苦都没有达到自己想要的目标，那我为什么要对自己那么狠，让自己那么辛苦呢？人生就这么长时间，我为什么要这么累？这不是我想要的。在减肥这件事上，很多人都只是想想，但并没有实际行动。我们会很看重那个结果，关心自己是否达到自己理想的样子。在减肥过程中，是否对自己更满意了？自己有没有为自己美好的生活和良好的状态进行努力？我们知道减肥是要自己的体重变轻，但是更重要的是提升自我的满意度。很多人会考虑自己现在做的事情是否值得。在年轻的时候用心做过的事情都会让你有所得的。因为你不做这一天就这样过去了。我们怎样看待自己，看待自己的人生价值会决定我们采取什么样的行动。

当一个人自己发展好了，他的一言一行就会对别人产生很大的影响。发展自己的优势，找到自己的发展点。只有先把自己修炼好了，才能真正做到自渡渡人，否则再多的技术也只是花拳绣腿，经不起考验。当一个人的内力足够的时候，自己就是一个强大的场，一片树叶都有可能成为利器。当内心足够强大的时候，就不会拘泥于小节，烦恼也会少很多。当我们足够好的时候，自然会感染与影响到身边的人，助人也就顺理成章、水到渠成。

我们都在追求心理的成长，我们在成长的路上看到很多人在心理上遇见困惑。我们一时迷失方向，不知道要往哪个方向走。这个时候需要一个人帮助我们走出困境，给我们指引方向。

著名心理学家罗杰斯曾经说过，“爱是深深的理解和接纳，是回应，是看见，是联结”。我们每个人都是有潜能的，每一个正常的人都犹如一粒种子，只要有适当的环境，就会生根、发芽、长大并开花。每个人在其内部都有一种优异的自我实现的潜能，而学习就是这种天生的自我实现欲的表现，也就是人类有机体有一种自我主动学习的天然倾向。人天生就有好奇心，有寻求知识、真理和智慧以及探索秘密的欲望，不用督促，不用指导，也不用传授整个学习过程。这就是自我的发展与实现的过程，这不仅是学习和教育的价值所在，从更广的意义上说也是生命的价值所在。只要有一个适当的学习环境，学习者可以凭借自身的巨大资源，自觉地完成学习。

人本主义心理学家认为，人的成长源于个体自我实现的需要，自我实现需要人格形成发展、成熟的驱动力。所谓自我实现的需要，马斯洛认为这是“人对于自我发挥和完成的欲望，也就是一种使它的潜力得以实现的倾向”。通俗地说，自我实现的需要就是“个人能够成为什么，他就必须成为什么，他必须忠于自己的本性”。正是由于人有自我实现的需要，才使得有机体的潜能得以实现、保持和增强。人格的形成就是源于人性的这种自我的压力，人格发展的关键就在于形成和发展正确的自我概念。而自我的正常发展必须具备两个基本条件：无条件的尊重和自尊。其中，无条件的尊重是自尊产生的基础，因为只有别人对自己有好感，自己才会对自己有好感。如果自我正常发展的条件得以满足，那么个体就能依据真实的自我而行动，就能真正实现自我的潜能，成为自我实现者或功能完善者、心理健康者。

人本主义心理学家认为，自我实现者能以开放的态度对待经验，他的自我概念与整个经验结构是和谐一致的，他能达到一种无条件的自尊，并能与他人和谐相处。罗杰斯认为，一个人的自尊概念极大地影响着他的行为。心理变态者主要是由于他有一种被歪曲的、消极的自我概念的缘故。如果他要获得心理健康，就必须改变这个概念。因此，心理治疗的目的就在于帮助病人创造一种有关他自己的更好的概念，使他能自由地实现自我，即实现他的潜能，成为功能的完善者。

心理咨询师要想成为一名助人者就要不断完善自己的人格，不断发展自己，成长自己。一个人人格的生理、心理、道德、社会各要素完美地统一、平衡、协调，才能使人的才能得以充分发挥。

责任的三个层次

每个人都被生命询问，而他只有用自己的生命才能回答此问题，只有以“负责”来答复生命。因此，“能够负责”是人类存在最重要的本质。

——维克多·费兰克

在心理咨询行业，每位咨询师都有自己要尽的一些责任，比如保密原则。

在咨询中，我们会经历很多。面对来访者恳切的眼神，看到来访者想要改变的动力，咨询师会怎么行动呢？咨询师的责任在哪？哪些是咨询师必须要做的，哪些是咨询师应该要做的，哪些是咨询师愿意去做的事情？作为一名新手咨询师要弄清楚自己各方面的责任，包括必尽的责任、应尽的责任和愿尽的责任。

第一个必尽的责任体现在法律层面上。即作为一名心理咨询师，在法律上有哪些必尽的义务。要根据法律条文来了解自己的责任，根据国家相应的法律法规条款来知道自身必须要做的事情。这是心理咨询师必须要履行的社会责任，也是咨询师要遵守的职业操守。这不是心理咨询师想不想、愿不愿意去做的，而是咨询师必须去做的事情。

第二个应尽的责任体现在道德层面上。即在整个社会大环境下，咨询师应该要做的事情。如果咨询师不做，会受到社会舆论的谴责。道德的谴责、舆论的压力会对咨询师产生影响。这是咨询师应该履行的责任，要符合基本的社会伦理道德，不能做违反社会公德的事情。

第三个愿尽责任体现在个体自身。这是心理咨询师自愿的追求，既没有法律的要求也没有社会的普遍期待。如果咨询师不做既不会受到法律的制裁也不会出现道德上的责难，这完全是咨询师个人的意志。咨询师想做就做，不想做就可以不做。咨询师非常具有自主性，根据自己的内心来行动。

在咨询中，专业伦理是咨询师要遵守的，因为这是保证咨询师做好本职工作的必要条件。某一个职业之所以能成为专业，其主要标记是拥有清晰的条文，用以表明职业的伦理规范或者行为准则，并以此为依据，确认该专业的终极目的，达成社会的某些道德价值。如尊重生命，促进幸福等。心理咨询不同于一般的职业，以自律与自主为特征。除了从业者自律之外，还要设定法定资格认定机构与专业学会组织，确定伦理和评鉴成员是否违规，并要求咨询师不断加强自身职业的专业训练。

有时候并不是所有的问题都可以用道德规范去约束，有时候也会出现法律与道德不一致的情况，这中间会出现矛盾与冲突，这就需要咨询师不断理清自己工作中的边界，给出好的解决方法。

在心理咨询中，咨询师不能帮来访者解决所有的问题。只有来访者有意愿去改变并能够采取行动才能得到一定程度的改善。心理咨询师根据自己的现实情况给予来访者最合适的帮助。心理咨询不是一个筐，不是什么东西都可以往里面装。人的心理是由多种因素构成的，是复杂的。心理咨询需要来访者主动参与，并且信任咨询师，对咨询师感到安全。如果来访者自己没有意愿去做出自己的改变，即使再厉害的咨询师也无能为力。

《中国心理学会临床与咨询心理学工作伦理守则》中提到咨询师应该要尽的责任。在职业责任方面，心理咨询师应遵守国家的法律法规，遵守专业伦理规范，同时要以开放、诚实和准确的沟通方式进行工作。心理咨询师的工作应该基于科学的研究和发现，在专业界限和个人能力范围内，以负责任的态度进行工作。作为心理咨询师，自己对来访者负责。在专业关系上，咨询师应尊重寻求专业服务群，按照专业的伦理规范与寻求专业服务者建立良好的专业工作关系。咨询师应尊重来访者的价值观，不代替对方做出重要决定，或者强制其接受自己的价值观。如果咨询师认为自己已不适合对某个来访者进行咨询工作，应对来访者说明情况，并本着为对方负责的态度将其转介给另外一个合适的心理咨询师。

心理咨询师有责任保护来访者的隐私权，同时隐私权在内容与规范上受到国家法律与专业伦理规范的保护和约束。心理咨询师也应清楚保密原则的应用及限度，了解保密例外的情况。当咨询师发现来访者有伤害自身或伤害他人的危险状况，来访者有致命的传染病并有可能危及他人，未成年人受到性侵犯或者虐待时，法律规定需要披露时，咨询师需要将信息暴露出来。咨询师在寻求来访者的同意时才能对心理咨询过程进行录音、录像或者演示。咨询师应工作需要而要对心理咨询案例进行讨论，或采用案例进行教学、科研、写作时应该隐去那些可能辨认出来访者的有关信息。

在咨询中，咨询师有他的责任，来访者也有他的权利与义务。心理咨询是一项“助人自助”的活动。心理咨询之所以发生效果，主要是因为来访者在心理上获得了成长。来访者的看法、观念发生了改变。咨询师帮助来访者做深入的分析，协助来访者确定努力的方向与目标，并给来访者一些建议与方法。来访者有权利决定何时开始何时终止咨询。在咨询过程中，来访者与咨询师可以讨论咨询的方式与方法，可以表达自己的看法。

咨询师要有他的职业操守。在责任的不同层次上也要选择好应做的，要做的，愿做的。不仅仅是咨询师，社会上的人也要弄清楚自己应做的，要做的，愿做的责任。现在这个社会发展迅速，人们不断接受外界的信息。这时候需要人们做出判断。我们是什么样的人，在什么样的情况下我们需要做些什么。我们需要不断找到自己内心的支撑点，内心知道自己什么该做，什么不该做。

人的行为是外部动机与内部动机共同作用的结果。外部动机的驱动让我们去做自己要做的事情，内部驱力是我们内心想做的事情。在这方面我们自身就要做好判断。

心理咨询师的工作是什么样的？李子勋这个被称为“会用肢体、表情、目光来倾听的人”这样描述心理咨询师的工作：“我们没法假定，一个孩子不去上学了，他上学就好，夫妻闹着要离婚，他们一定要和好才好。我们不应该决定当事人应当怎么做，也就是说，我们不能知道，每一个个体，他该怎么生活。我们既不能用主流文化区帮助他，也不能用普遍性经验去解读他，还不能有任何心理学的技术流露出来。做到这一点，才是真正的、成熟的心理治疗师。”

心理咨询师在内心要有个度，有边界感。咨询师是助人者，要对自己有清醒的认知，什么能做，什么样的方式对来访者来说是好的。面对来访者，咨询师的态度非常重要。有些情况下咨询师是不适合去咨询的。之前有个咨询师接了个来访者，那个来访者是一个重度抑郁症患者，在咨询后第二天就自杀了。自杀与心理咨询是时间上的先后关系，而不是因果关系。在咨询师接待来访者，给来访者做心理咨询时，一定要做好判断。在决定咨询之前，要弄清楚访者是什么样的情况，他是否适合做心理咨询，自己是否适合给他做心理咨询，如果不合适一定要拒绝。这是对自己负责，也是对来访者负责。

心理咨询师给来访者做咨询前，要签订咨询的规范协议，对于双方的责任义务要明确，咨询师要对双方负责。

幸福 = 快乐 + 意义

积极心理学之父赛里格曼曾经提出一个幸福的公式：总幸福指数 = 先天遗传因素 + 后天环境 + 你能控制的心理力量（H=S+C+V）。假如这三者都能做到最佳，人生就会幸福。研究表明，如果天生具有抑郁倾向，就会对生活中的消极事件和阴暗面很敏感，容易被不好的事感染。乐天的父母往往把乐观品质传递给孩子，后天环境中的教养方式、婚姻生活等也会直接影响幸福。但可惜的是，这两者我们几乎无法控制。我们能主动控制的心理力量是能随心而改变的。

H：总幸福指数

个人较为稳定的幸福感，而不是短暂的幸福与快乐。幸福感是令你感到持续幸福稳定的感觉，包括对自己现实生活的总体满意度和自己生活质量的评价等。幸福可以通过外部短期刺激得到，比如去吃一顿美食，去看一场喜欢的电影，穿漂亮的衣服等都会让人们获得短暂的幸福，但是想持续地获得幸福是很难靠外界的短期刺激达到的。

S：先天遗传因素（积极与消极的情绪范围）

一个人的幸福水平在一定程度上是由人格特质决定的，而人格特质在一定程度上是由基因决定的。大量证据表明，影响幸福的主要人格特质如外倾性和神经质等其 50% 的变异可以归于遗传。在明尼苏达分养双生子实验中，大卫・莱肯教授已经证明，幸福感的变异大约一半是来自遗传因素。人们在很长一段时间内的幸福水平围绕着一个固定值波动，这个固定点就叫作幸福设定点。通过研究发现幸福设定点98% 由遗传因素决定。

C: 后天环境

后天环境也会影响幸福感。其中包括地理位置、财富、婚姻状况、健康、宗教等。

地理位置：一般来说，物理环境的舒适度与幸福感之间存在正相关。自然环境舒适的地方更有可能带来积极的幸福感受。人们待在阳光舒适、天气适宜、暖而不热的环境中会更容易产生积极情绪。

财富：人们对金钱的看法比金钱本身更能影响人的幸福感。财富可以给人们带来很多好处。在现代社会，财富能够让人拥有更多的掌控权，更高的社会地位。与穷人相比，富人生活得更健康，更长寿。财富允许人们做愉快的事情，比如助人、休闲、购物等。虽然财富带给人们很多好处，但是很多研究发现，在富裕的工业化国家，比如美国，财富与幸福或主观幸福感之间的相关系数非常小。过去几十年经济增长但是并未伴随着幸福感的增强，除非特别有钱。把挣钱作为自己的目标的人不如那些有精神追求的人幸福。在人们生理需求得到满足后，把挣钱作为目标的人没有社会心理需求满足的人幸福。马斯洛的需求层次理论认为，一旦满足了基本的衣食住行等生理需求和安全需求，要想提高满意度就只能进一步满足更高级的需要。比如归属需要、自尊需要、自我实现需要。这些需要的满足并不一定要挣很多钱。

婚姻状况：梅耶斯的横断调查结果表明已婚的人比单身的人幸福。其中单身的人包括离异、分居与从未结婚的人。婚姻状况与幸福水平之间存在着相关性。

健康：研究发现，人们对自己健康状况的主观评价与幸福有关，但是医生给出的客观评价与幸福不相关。

宗教: 研究表明幸福和参加宗教活动之间存在中等程度的相关性。参加宗教活动的信教者，成为宗教组织中的一员，能够为他们提供社会支持，满足归属需要。宗教体系能够让人们发现生活的意义，对未来充满希望。

V：能控制的心理力量

每个人都是一个独立的个体，对于一件事物有自己的思考。每个人都会有积极与消极两种思考方向。在事情中能保持理性思考与愉悦心境的人就拥有控制自己心理力量的能力。有一次罗斯福家里失窃了。朋友安慰他，他回信说：感谢上帝，因为第一，贼偷去的是我的东西，而没有伤害我的生命；第二，贼偷去的是我的部分东西，而不是全部；第三，最值得庆幸的是，做贼的是他而不是我。

在赛里格曼的著作《持续的幸福》一书中，他提到幸福主要由五种元素组成，分别为积极情绪、投入、意义、积极的人际关系、成就。什么是好的生活？快乐的、沉浸其中的、有意义的、有成就的和有良好的人际关系的生活就是好的生活。一个人的人生想要达到蓬勃发展就要有足够的 PERMA，这五个字母就是幸福的五元素。P= 积极情绪（positive emotion），E= 投入（engagement），R= 人际关系（relationships），M= 意义与目的（meanings and purpose），A= 成就（accomplishment）。

幸福的第一层：积极情绪

积极情绪也就是我们的感受，愉悦、开心、快乐、温暖、狂喜等。赛里格曼认为在此因素上成功的人生为“愉悦的人生”。当我们的需求得到满足的时候我们是幸福的。在我们感觉到温暖、快乐、愉悦、开心的时候我们是幸福的。我们得到感官上的愉悦，让我们感觉到很舒服。积极情绪是一种主观变量，由人的想法与感受决定。积极的情绪能够让人们感觉到愉悦，还能扩展和建构持久的心理资源。和消极的情绪相比，积极的情绪更能让人们丰富与蓬勃发展。积极的情绪能够让人们更能感觉到幸福。

心理学家纳撒尼尔·布兰登说："快乐不是奢侈品，而是一种深层次的心理需要。"幸福不是时时刻刻保持着快乐情绪，而是在整体上保持着积极乐观的生活态度。人都会经历着情绪的起伏，虽然有时候也会很伤心，但人生还是可以活得幸福。

幸福的第二层：投入感

投入，指的是完全沉浸在一项吸引人的活动中，人的注意力完全在此，全神贯注于活动。赛里格曼认为以此为目标的人生为"投入的人生"。它与人的心流有关。当你完全投入时，时间好像停止，自我意识消失。人们特别专注于自己喜欢与熟悉的活动时会达到幸福酣畅的状态。这是一种非常安详的境界，是心流的状态。人们在这个时候无暇思考其他。这个时候认真观察会发现，体验心流状态的人的脸上可能是没有表情的，他们完全沉浸在自己的世界里，没有注意到其他人。在我国古代的智慧中，心流的状态就是"物我两忘，天人合一"。

那么怎么达到心流呢？在一段时间内做这件事，专心致志地去做这件事情。想达到人的心流状态要找到自己最强的优势与才能。你的品格优势是什么，如何最大限度地发展自己的品格优势？

幸福的第三层：意义感

人们总是希望自己过着有意义的生活，做着有意义的工作。当生活中有了意义仿佛就有了目标与方向，指引着我们一直往前走。当实现了自己的目标的时候，自己的生活仿佛就有了意义。意义指的是归属于和致力于某样你认为超越自我的东西。人们总是要追求人生的意义与目的。人们一直在追求自己生活中的意义。它是人们心底的一股力量，帮助人们不断达到幸福。

心理学家卡尔·荣格说："有意义的事即使再小，也比无意义的事情有价值。"意义在很大程度上是主观的，并不是逻辑与推理的结果。人们通过各种途径找到生活的意义。当人们认为自己做的事情是有意义的，他们就会感觉很愉悦，很快乐，生活中充满希望，生命蓬勃发展。而没有意义的生活就是看不到未来的希望，只停留在过去与现在。

幸福的第四层：良好的人际关系

人际关系良好，人们会感觉更幸福。曾经有人问过积极心理学创始人之一克里斯托弗·彼得森这样一个问题："能不能用两个字来形容积极心理学是讲什么的？"他回答："他人。"他人是人生低潮最好的解药。人是处在社会中的，当人们处于良好的积极的人际关系中，人们会感觉更快乐。良好的人际关系给人们提供了安全感，让人们能够获得支持，能够更好地发展与走向蓬勃。

在人的关系中，亲人、伴侣、亲密朋友等关系与人们的幸福感有关联。与自己关心的人分享生活会感受到生活的美好，让我们感受到这个世界充满欢乐。科学研究发现，帮助别人是自己提升幸福感最可靠的方法。换位思考、常怀感恩之心会让人际关系更和谐。

幸福的第五层：成就感

取得成就是人们的终极追求。它代表了人们对环境的掌控能力。

成就使人们感受到自己的生活是有意义的，并且他们对自己的生活是有掌控力的。和意义不同，成就更看重环境给予的反馈。当你做完一件事心情会非常愉悦，会觉得非常有成就感，自己是一个有价值的人，当外界给予好的评价会非常开心。在平时的工作中，一个人追求成就感的时候会完全投入其中，并会感受到快乐，在工作胜利的时候会感受到积极情绪。人们都是自主地进行选择，而不是被动地进行行动。心理学家艾米·瑞斯尼斯指出，人们对待工作有三种态度：任务、职业、使命感。当人们把工作当作使命，人们更容易感觉到成就感，更追求自我实现。

什么是幸福？人们一直在追求着幸福。当一个人拥有积极情绪，认真投入自己的工作，追求意义与价值，有自己要实现的目标，有良好的人际关系，这个人就是幸福的。